人体実験
自分のカラダで

大塩俊

幻冬舎MC

自分のカラダで人体実験

まえがき

「２０１２年３月３日」

私が全ての薬を飲まなくなった記念すべき日である。物心ついた時から何か体がおかしいといわゆる「富山の置き薬」を飲んでいた。また病院のカードを10枚も持っていて、当たり前のように病院を訪ねた。薬、病院大好き人間で近代医学の信奉者でもあった。

57歳の時、脳に腫瘍が見つかり開頭手術。それ以来通院と服薬を欠かしたことがなかった。

手術後15年ほど経過する内にいろんな情報に接してきた。その過程で医療や服薬について疑問を持つようになった。

医師に言われるまま服薬を続けるのが良いのか、と考える中で服薬をやめる結論に達した。

１年程の助走期間を経て、２０１２年３月３日「本日をもって服薬をやめる」と自分に向かって宣言した。

しかし手術後18年間も欠かさず飲んでいた種々の薬である。本当に服薬をやめて大丈夫だろうか？大いに不安であった。

その時の自分の心情を「自分の体で人体実験をする」と表現した。

周りの人々にも伝えた、大きな決断であった。

思ったものだ。この先服薬をやめて何か体に変調があったら、聞き伝えた友人知人はどの様に受け止めるであろうか。大いに笑われるだろう。当時自分の健康よりも面子が先に立った。服薬をやめて、1ヶ月、2ヶ月、3ヶ月と心配しながら過ごした。半年過ぎた頃からは徐々に不安が薄らいでゆくのが分かった。

1年2年と経過する内にすっかり服薬を忘れて現在に至っている。以来8年が過ぎようとしているけれども体は健康そのもの。満82歳になった現在、仕事の合間を見つけて、遠距離運転（1日500km）やゴルフを楽しんでいる。

服薬なしでもこのように健康体を維持できることを証明した。むしろ服薬なしでこそ健康でいられることを学んだ。服薬とは一体何だったのだろうか。

友人は「薬を止められたのは君が健康だから」という。

私はいつも「服薬を止めたから健康でいられる」と反論する。確実な答えは「大勢を対象にした疫学的な結論」を待たなければ分からない。

身体のことは心身というけれども、肉体と精神は一体である。本著の「人体実験」は肉体のことはもちろん精神面の諸般のことを含めて「人体実験」の範囲とした。

目次

第三章 【時事問題】……173

第〇章　【空腹は錯覚である】

人体実験とは

「人体実験」このタイトルは奇抜であり、サブタイトルを付けないことには誤解を招く。

そこで「自分の体で」とサブタイトルを付けた。

私は82歳になった。82年間に自分の心身で感じたことは、総て人体実験（自分の身体でする）であると結論付けている。

精神的なもの、肉体的なものすべての経験は私自身による人体実験である。

実験と経験は同じ様なものであるが、例えば「沸騰したお湯に触れたら如何なるか」と興味を持って触れる、これが実験であり「沸騰したお湯に触れた、熱かった」これは経験である。

本著では両者を「自分の体でする人体実験」として捉えたい。

本著で述べることは82年間の実感の集大成であると言える。

私の信念が近年大いに集約されてきた。


身体のことは医者の言が、食べ物のことは栄養士の言が正しそうに聞こえる。そうであろうか？

これらに対して疑問に思って質問をすると、誰に聞いても「ＴＶで言っていた、週刊誌に書いてあった」となる。

そもそも人間の知識が果たして正しいことなのであろうか？

専門家の言は、資格の取得のために試験勉強をして得た知識に基づくものであって、必ずしも真理とは言えない。常識は大いに覆される運命にある。

知識ではなく今まで生きてきた経験でこれからの生活をしていこう。

自然界の動植物を模範にして考えたい。本著の大きなテーマである。

自然界の動植物は他からの教えは無いのに立派に生を謳歌しているではないか。


また本著の中で医療、医師についての疑問や不正など批判的な文言がかなり出てくるけれども、一部の現象についての事であって大方の関係者は、優秀で真面目で真摯に患者に当たって病気の治療に貢献している。

私は膝の半月板裂傷の手術を受けたが、内視鏡の映像をモニターで見せていただきながらの手術であった。ちょうどスズメの嘴のような器具を使って遠隔で施術をされた。

また私は「髄膜腫」の摘出手術をした。

全身麻酔で行ったので経過は知る由もないが、凄いことをするのだなあと感心したものだ。執刀は弱冠27歳のＳ医師であった。

一方癌の外科手術、抗がん剤に対しては、否定的な専門家の存在も多数ある。

私はこの見解に賛成する立場だ。

外科医、癌治療に携わる医師の神業とも言える手腕には敬服する。しかしその処置が外科、内科あるいは精神科のあらゆる患者にとって、良好な結果を期待できない事例もかなり発生している。

かつて医師は最大の尊敬の念を持って見られていた、かつてのイメージは聖人であった。しかし実態はどうか、一般庶民とは心情において何ら変わらないことに気がついた。お金も欲しい、名誉も欲しい、喜怒哀楽もあり、見栄や嫉妬や全て一般人と同様なのだ。当たり前のことだ。医師にも108の煩悩があったのだ。

医師のイメージが下がって気が楽な反面、命を預ける医師の行為に全幅の信頼を置けない悲哀もある。

インフルエンザも毎年大騒ぎをしているけれども、ワクチン製造企業の戦略に思えてならない。インフルエンザは毎年形を変えて流行する、しかしワクチンは事前に製造しなければならない。製造数量は必ず過不足を生ずる。過剰ストック時、特段の販売促進手段を講じないだろうか。肺炎の罹患も同じく肺炎ワクチン製造企業の戦略と思えない事もない。大手新聞で一面ぶち抜きで歌舞伎の有名俳優を起用した肺炎の予防に関する広告があった。それほど売りたいのかと思えて仕方がない。

B型肝炎訴訟が現在も続いている。予防接種が原因と分かれば国から患者に50万円~3600万円の補償金が出ると云う。

これほど重大な事件になる医療行為が過去に行われていた事になる。

この事件を見るまでもなく、近代医学を始め政府や医療関係者が推進している諸々の新しいことを無条件には信頼してはいけない事がよく分かる。

被害は金銭でなく生身の体のことである。

●本当にそうだろうか

尤もらしい科学技術であっても、筆者がいつも云うように「本当にそうだろうか」と立ち止まって考える必要がある。

30年ほど前、住まいの近くにゴミ焼却場が計画された。地元住民への説明会で、村長さんや建設を受注した超一流企業の担当者が「この施設は世界でも一級の施設である。決して心配しないでほしい」と、こんな説明があった。

ところが完成後トラブル続きで、私達近隣住民はすっかり渦中に巻き込まれてしまった。

公害問題での悲しさは、被害が及ばない人達にとっては被害が実感出来ず、被害者達の言動を「自分勝手を言う我が儘な奴」と捉え勝ちになる事である。

20年程経った現在も、当時の素晴らしい施設であると言う言葉とは裏腹に半身不随な状態で稼働している。

今から45年ほど前、長女が小学生の頃にインフルエンザの予防接種による後遺症が問題視されていた。

ある日長女が帰宅するなり「予防接種をするので両親に許可を受けて来るように」と先生に言われたと話した。私はこの問題に大いに疑問を持っていたので「そんなものはやる事なんかない」と返事をした。長女は翌日先生に私の口振りまで真似てその旨伝えた。

すると先生曰く
「あなたがインフルになるのは仕方ないけれども、他の生徒に移ったって知らないわよ」

長女が罹患するのは分かるが、予防接種をした生徒が罹患するとはかなり変ですね、先生もよく分かっていないのだ。先生も難しい立場に立っていたのだと思う。

さらに又素人の保護者に予防接種の可否など分かる訳がない。

何故保護者に同意を求めるのか。行政の単なる責任逃れなのだろうか。

私、妻、子供、父親を含め6人の家族は50年以上接種していないけれど、一度もインフルエンザに罹患したことがない。この理由はなんなのだろう。


さらに矛盾は続く。寒風が肌を刺す頃になると、帰宅したらインフル予防のためにうがいをしましょう、手を洗いましょう、こんな注意がTVに頻繁に出て来る。

手洗いや、うがいは大いに結構な事だ、しかしどの程度効果があるのか?

10時間も外にいて帰宅後の1回の処置にどれほどの効果があるの？　と大きな疑問符が付く。長時間外出していて外の環境の空気や手に触れるものにたっぷり浸っている筈なのに、帰宅時点での対応では効果が僅かなものになるのではないだろうか。

さらに疑問だ、今年もインフルエンザの予防接種が声高に叫ばれている。しかし今年すでに始まったインフルエンザウイルスの型に合うワクチンが事前に分かって製造しているのだろうか？

流行性感冒とインフルエンザは同一のものとの見解もある。

しかし不思議にも、ワクチン接種をした事のない我が家族は罹患したことがない。

インフルに関してもその道の専門家が推進している処置が正しいものなのか？

今までの体験から、専門家とは常識から出られない先輩や製薬会社からの受け売りに過ぎない人なのかも知れないと思う事もある。

いわゆる科学的な理論といえども、大きくは天動説さえも覆された歴史がある。

地動説で有罪判決を受けたガリレオが「それでも地球が動いている」と言った話は有名だ。

病理でもかつて傷口の手当は消毒することが科学的理論であったが、今は変わってきている。

消毒によって「黴菌は殺しても人の生体の傷口は無傷」とは可笑しいと云う疑問から、傷口の処理についての考え方が変わった（光文社刊、夏井睦著『傷はぜったいに消毒するな』より）。

中世ヨーロッパでは病は魔女の仕業であると信じられていた時代もある。

『ハーメルンの笛吹き男』はペストの大流行をモチーフにしたものとも言われている。

真面目に本気で魔女狩りも行われていた。


さて、今盛んな癌治療についても大いに疑問がある。

友人知人を何人か癌で失った。ピンピンしていた方が癌治療を始めて数週間で亡くなった。

町の検診を受ける方はそのほとんどが自覚症状のない健康な方である。それ程元気な方が、治療を始めて僅か1～2週間で亡くなるなんておかしい。治療行為が死亡の原因なのではと考えてしまうことがある。

今思い出してもけったいな話があった。

その①、知人のKさんから、「主人が町の検診で大腸がんが見つかったので、明日入院して手術をします」との連絡が入った。当時私は「転移するがんは手術をしても再発する」「転移しないがんはほっておいても大きくなるだけなので、早期発見にはあまり意味がない」という論文に接していたので、手術は少し様子を見てからにした方が良いのではと伝えた。

しかし、奥さん曰く決めたことだから手術をしますとのこと。

その話の僅か数日後、電話が入った。訃報の電話であった。あんなに元気だった人が死亡した。

その②、同級生で仲良しだったG君、やはり当時推奨されていた町の検診で大腸がんを発見。49歳だった。病院へ面会に行った。スポーツマンのG君は元気そのもので安心して帰宅した。その後間もなく訃報が入った。解釈は読者にお任せします。

私にも思い出がある。その当時人間ドックがもてはやされていた。

人間ドックを過去2回受けたことがある。最初は日帰り、その次の年には1泊でより詳しく検査をすることになった。

当日はバリウムを飲んで胃の検査を始め幾つかの検査をした。検査終了後1泊したが、次の日は単に結果を知らせるだけの事であった。

忙しい日々を送っていた私はかなり強い違和感に襲われた。会場はホテルであった。なんだか会社員の慰労会のようなものだなあと呆れてしまった。

それ以来ドックの検診には参加しない。50年ほど前のことだ。

法律で健康診断は社員の義務とされている。体は自分のものだ、憲法違反にならないだろうか。

検査内容を考えるとき、人間の体ってこんな数項目の簡単な検査で落ち度なく把握できる筈はないと変な確信を持った。

そこで私は会社には町で検診をしたといい、町からの連絡には会社でした事にしている。

最近バリウムでの胃のX線透視は危険な部分もあると言われている。まして盛んに行われていた肺の間接撮影は線量が10倍にもなるとのことだ。それでも正確な画像は得られず、正確な診断が出来ないこともあるという。医療行為の闇を見る思いだ。

大先輩のM社長が人間ドックで「隅から隅までぜーんぶ検査した。けれどどこも悪くないのでよかった」といいながらその後長くは生きなかった。

人間ドックを利用する多くの人が、決まって言うセリフがある。

「悪いところが見つかれば治療に行く。何もなければ安心料だ、安いものだ」

複雑極まりない人間の心身が人間ドックに少しくらいお世話になっても簡単に解明されるわけがない。

結核予防のツベルクリン検査、ＢＣＧ接種、種痘についても黒い噂もある。そもそもジェンナーが行なった世界初の種痘は自分の子供にしたと聞いていたが最近の研究ではそうではないと言われている。

空腹は錯覚である

●食事の量を減らしていった経過

今から12年ほど前70歳の頃、車で遠方に出張時、途中眠気がひどくなり事故を起こしたらと思うと大変心配であった。

さらにその後片道30キロほどの朝の出社途中、そして夕方の帰宅の時も15キロほど走ると眠気が襲うようになった。

誰でも経験していると思うが、頬をつねったり、ガムをかんだり、苦いチョコレートを食べたり、あらゆる工夫努力をしてみても駄目。仕方なく5〜10分休憩をして又運転していた。

ある時食事を摂らないと眠くならないことに気が付いた。

弘前城の桜をみようと出かけるに当たって実行してみた（自分の身体で人体実験）。

起床し洗顔、緑茶を飲み、そのお茶を空いたペットボトルに詰め出発。

もちろん昼も持参のお茶だけ。弘前城の見事な桜を鑑賞。宿に入るまで一切食べ物を摂らない1日断食だった。

片道550キロほどの道のりであったが見事に眠気が襲ってこなかった。

そして自分が決めた事のせいか空腹も感じなかった、その時思ったものだ「空腹は錯覚である」と（この件については別項で詳しく書く）。

夜、宿の近くの料理屋さんでの飲食の美味しかったことは今でも忘れることが出来ない。

錯覚といえば、美味い不味いも錯覚する場合がある。私はウイスキーのストレートが大好きだ。この間T氏が11000円のウイスキーの味の良さを訴えていた。早速求めて何日か飲んだ。確かに美味い。しかし普段飲んでいる2500円のウイスキーに軍配をあげる。

果たしてT氏は銘柄や値段を隠して2つ並べて出されたら、美味しい、不味いが分かるだろうか？値段の影響力は大きい。嗜好品だけに好き嫌いもあるので定かには分からないけれども、高価なものは美味しく感じることも確かである。安物は不味いはずというのにも錯覚がある。

私は安物の焼酎（2・7リットル入り、アルコール度数25％1500円）が美味しくて毎晩1合かかした事がない。

●体重を減量した

当時身長163㎝、体重66・5kgであった、裸になった私のお腹は結構出っ張っていて自分の目線でもかなり多め、〝ジーパンを格好良く履きたいから〟等と冗談を云いながら少し減量してみようかと節食を始めた。

食欲はあったので、減食は容易ではないことに気づいた。徐々に体重を落として数か月後には62kgになった。

さて会社の同僚に、身長は１８０㎝以上で体重が１３０kgの大男がいた。健康にも悪そうで何時も大汗をかいて息を切らしていた。体重を落とそうよと呼び掛けてみたが、いつも返事は良いが何時まで経っても体重はかわらず。

そこで私もお付き合いするので、一緒に減量しましょうと云うことになった。

私は順調に減量出来て54・５kg（都合12kg減）になったところで終了した。理由は妻が〝これ以上減量すると貧相になる〟から止めて欲しいというからだった。

あまり時間を掛けないで減量するのには、目安として食べる量を現在の凡そ2分の1にすること。誠に簡単ではないか、前回の減量経験があったので今回は簡単にできた。

以来10年、体重は56kgを上限に食事を摂っている。

ある時を境にして1食や2食、食べなくても空腹を感じなくなった。

このことに関して思い当たることがある。

私が57歳の時、髄膜腫を発見し手術をした。幾日か点滴だけの生活であったが少しも空腹を感じなかった。栄養さえ足りていれば空腹を感じることはないことが良く分かった。

1食や2食食べないからと云って体の肉や脂肪を消化しているのだから空腹を感じるのは変だ。体に付いた肉や脂肪は正に携帯食料そのものである。

人間がアフリカで呱呱の声をあげたのが「３００万年前である」という説を聞いたことがある。

それ以来299万9千9百年間は食べ物を豊富に得ることが出来ない時代が続いた。

干ばつもあった、寒い冬も来る、肉食動物に追いかけられて食べ物を探すどころではなかったこともある。豊富に得た食料を貯蔵する術もなかった。誰でも冷蔵庫を利用できる様になったのは50~60年ほどのことである。火を使うことはかなり以前から可能であったが、釜や鍋を誰でも利用出来るようになったのはそれ程昔のことではない。

更に自然界では厳しい飢餓や空腹を乗り切るために、熊は食べ物がない冬には冬眠で乗り切った。

カマキリは交尾を終えると、雄はタンパク質を提供するために雌に食べられると云う。

そして子孫を残す。切ないほど見事ではないだろうか。

日本には姥捨の習慣もあった、これほど飢餓が身近に存在していた。

一方現在の人間は一切の工夫なしに食事にありつける様になった。

我が国では食品ロスが大問題になっている、こんな時代が過去にあったろうか。

飢餓どころか、空腹を理由にして美食のみを得たいと思う存在になってしまった。

第一章　【医療と健康】

虫垂炎手術の今昔

医療はいつもお金にまみれていることも確かだ。

虫垂炎手術でもおかしな話を何度も聞くことがある。

私が若い頃は、近所の人、親戚、知人に盲腸の摘出手術をした方が大勢いた。

私も、父も、義兄も、妹の夫も、その他何人かの従兄弟達も、それ程の期間を置かないで手術を受けている。

私は、虫垂炎は本当は伝染病ではないかと疑ったことさえある。

ある時（30歳前後）腹が痛むので病院を訪ねた。状況を話して診察、すると先生曰く手遅れの心配もあるので即入院してください。虫垂切除の手術を受けた。

病院ではよく、「1日後でしたら腹膜に転移していた、早くてよかったですね」と言われる。

この言葉は虫垂炎手術を受けた人は必ず聞くと誰も言う。

当時登山家の三浦雄一郎氏が登山の最中に盲腸炎になったら困るので手術をしたと言うニュースも報じられた。いらないものは取ってしまえの雰囲気であった。

ところがその後10年15年経つうちに虫垂炎手術の話が徐々に少なくなって、ついには途絶えてしまった感じすらある。今私の耳に虫垂炎手術をしたという話は全く入ってこない。

ある時期から大きな疑問が湧いてきた。あれほどポピュラーな虫垂炎が、全くといってよいほどなくなる事ってあるのだろうか？　これには裏があるはずだ。

すると「盲腸は要らない臓器だ。手術は簡単で危険がない。金になる。練習になる。実績になる。その上患者、家族に感謝される。勢い医者が手術をやりたがる」

こんな噂が何処からともなく広まって皆さんの口の端に上るようになった。

私はうむ、うむと納得せざるを得なかった。

この頃は衛生状態も悪く、食べ物も大切で、残り物にチョット火を通す程度で食べることも多かった。

下痢も頻繁にあった、集団赤痢の発生も方々であった。世の中がこんな状態だから誰でも腹痛になった。

当時この地域では公営の水道はなく集落で作った共同水道を使用していた。この水道を使用していた住民が赤痢に集団感染した事がある。一方、水道加入金が払えないので古井戸を使っていたSさん宅だけが感染を免れた。こんな信じられないような事件が身近で起きていた頃の話だ。

再度確認したい。多くの知人が頻繁に虫垂炎手術をしていたのに、現在全く耳に入らない。この理由を納得できるように、明快に答えられる人がいるであろうか。

医師の報酬

もし消防署員の給与が消火活動をした事によって支払われるとしたら、消防士は火災を歓迎するのではないだろうか。中には報酬が欲しくてこっそり放火をするものが出ないとも限らない。医療も消防士に似ているところがある。現状はともすると無駄で危険な医療行為が起きる可能性がある。そこで一つの提案をしたい。医師は出来高制を止めて特別公務員として給料制にしたらどうだろうか。

医療についての記述なので以下のことにも触れてみたい。

がんの手術、盲腸の手術、群馬大学医学部附属病院で多発した腹腔鏡手術後の死亡、など問題になった手術は大変多い。

中にはビックリするような難易度の手術で生還している方も沢山いる。

一方手術の結果帰らぬ人となった患者さんも少なくはない。患者が死亡すれば「死亡診断書」が出るわけであるが、聞くところに依ると決して、死因を「手術死」とは書かないそうである。あくまでも手術に至った原因の病名での死亡となると聞いている。

ここで透析についての想いを記したい。身近な透析を多数知っている。

最近では友人のT君が糖尿病の悪化で透析をすることになった。時間と体力と苦痛と出費を伴うとはよく聞く話である。透析の費用は年間500万円とも聞く。

街の医者が透析患者を紹介すると透析を行なっている施設から100万円の謝礼が入ると聞いたことがある。本当なのだろうか？　嘘であって欲しいような心境である。

ここで悲しいことは、筆者が知っている患者で快癒した人がいないことである。死亡をもって透析終了になる。苦しい透析を長期間続けて良い方向には向かわないのだ。透析が死出の旅の一里塚となってしまってはあまりに悲惨である。

透析と同時進行で快癒に向かうための治療が出来ないものなのだろうか。

透析を急場を凌ぐための医療行為とせず、透析なしで健康を取り戻せる方策を研究して頂きたいものである。

サプリメントの広告に医師が関与する

サプリメントや各種飲料メーカーのお勧めは当然ながら営業活動であって、先ずは疑ってみることである。そしてその手には乗らないことが肝要である。

私が決意を持って臨んだ「人体実験」の成果である。

医師免許を持った方が、サプリメントなどの広告に時々登場する。

あれが良い、これが効くと盛んに言っているのを聞くけれども、これも殆ど眉唾ものである。医師たる者安易に健康に関して結論めいたことを表明することは一種違法行為になるのではないだろうか。

何の効果もないものは罪も軽いけれども、仮に医師免許を信じて医師お勧めのものを摂取して健康被害が出た場合、国家はどのような言い訳をするのだろうか。

このような場合、医師資格の表示を禁止するべきだ。医師がお勧めとなると当然素人の私が言うのとは受け止め方が全く異なる、安易に医師免許を表示するべきではない。

医師免許の表示は医療行為の際に医師であると証拠を示す場合に限定するべきだ。

本当にそうだろうか有名医師の話

さらに「医者が考案した長生きみそ汁」「痩せるみそ汁の味噌の作り方」の本も販売が目的なのか、味噌メーカーの傭兵なのか。

多人数の比較試験はしてあるのだろうか。仮に比較試験をしていない場合、何を根拠に長生きとか痩せるとか言っているのか、医師としての責任は存在しないのか？

こう云う問題について、医師会の見解を聞きたいものである。

チョットネットで検索してみると、出て来る、出て来る。

医師の権威もすっかり地に落ちてしまった。

（ちなみに筆者は晩酌に自家製味噌を毎日欠かしたことはない、何がなくとも15ｇほどの生味噌なしでは有り得ない、この美味しさの代替物がない）

医者（一部の医者でしょうが）も軽く扱われる職業人になったものと、嘆くのは私だけだろうか。痩せたり長生きができたり、が味噌汁やごぼう茶で簡単に叶えられれば、これほど良いことはない。みんな健康で長生きができるとなれば、医療そのものが要らなくなってしまうだろう。


マスコミに盛んに登場するW医師にも登場して貰おう。あご髭を蓄え、悠然と笑みを浮かべるW医師の写真をみて友人曰く「科学者のはずの医者が周りに媚を売っている姿に見える、役者にも見える」なるほどと頷かざるを得ない。

ごぼう茶のH医師然り。

今日も新聞広告に「W式若返り健康法」と出ている。〝実践していることを全て見せます〟とあり。続いて「スクワット、かかと落とし、高野豆腐、健康ジュース、のどを鍛える、おでこ体操（肺炎予防）以上のW医師の理論を皆さんどう受けとめますか。

さらに今朝の週刊誌には「名医が考案、O医師わずか2週間で脂肪が落ちる。高野豆腐ダイエット」こんな文字が大きく踊っている。まさに「人体実験」を経ているのだろうか。

「W医師、H医師、O医師の思いつき集」の匂いがしてならない。

さらにタイトルには名医が考案とあるけれども、何をもって名医と言うのだろうか。

名医の基準を示さないと虚偽記載の疑いが出てくる。

それとも、ご本人が名医と認識しているのだろうか。もしそうなら人格までも疑わざるを得ない。

医師の資格を持った人が、このように断定的に効能を言って良いのだろうか。

信頼して服用して、うたわれている通りの効果が無く訴訟が起きた場合、司法の裁きは如何なるのか。

新聞雑誌には毎日こんな健康に関する記事や広告が溢れ返っている。販促効果があるからだ。

紙面全体の何%に達するのだろうか。余程しっかりしていないと洗脳されてしまう。

洗脳済みの国民はいかほどいるのだろうか。

私の「本当にそうなのだろうか」のセリフは続くばかりだ。

碑の建立

群馬大学医学部附属病院で短期間に8名の死亡が相次いだ事件があった。

多分現在も訴訟継続中ではないだろうか。最近動きが出てきた。

下記の記事をネットのニュースで見た（一部省略）。

『群大医学部附属病院は、患者の声を医療に反映させる「患者参加型医療推進委員会」を開いた（２０１９年10月2日）。

同病院で起きた手術死問題の風化を防ぐ象徴とする碑について、碑は問題を忘れず、再発防止に取り組む誓いを刻む』とある。

群馬大学医学部附属病院では、腹腔鏡手術後の死者を多数出した。

このことを踏まえて今回右記のような行動を取ったのである。

しかしこの発表を見て、幾つかの疑問が生まれた。

事件についいては、当時ニュースを興味深く見ていた。家族の嘆きは如何ばかりであったか。また自分にも当てはめてみた。

毎日多数の死を目の当たりにしている医療関係者は人の死に対して慣れっこになってしまって、余程しっかりした倫理観の持ち主でないと痛みを感じなくなるのかもしれない。

執刀医は「他人の体で人体実験をしていたのではないか」と言われた場合、後ろめたい気持ちを感じることなく否定できるであろうか。

附属病院で発表した「患者参加型云々」の問題点は〝患者が参加していなかったから〟こんな問題が起きたのだろうか。

事件の風化を防ぐため「医師、学生、関係者の目に付く三箇所に碑を立てる」とあるが、群大附属病院の関係者は、「碑の誓いの文言」を常に目にしていなければ再発する恐れがあるのだろうか。

教育のある立派な人と目されて、社会的地位の高い集団がこのような碑の設置を恥ずかしい事としないのが不思議でならない。

逆に言えば勉強をして暗記漬けで心は磨かず、資格試験を通っただけの集団、また知識があっても、人間が持っている本来の情緒を失ってしまった集団と言われかねない。

このような碑を設置することは「恥ずかしい事だ」と認識しないことこそが可笑しいと思う。一般人は、人の命の大切さを誰に言われなくとも分かっている筈である。

このように誓いの言葉を刻んだ碑まで設置して、もし再発した場合、今度は誓いの碑を100本も建てざるを得なくなるのではないだろうか。

結論：誓いの文言が刻まれた碑の建設は今後中止した方が良いと思う。関係者があるべき姿に戻れば良いのだから。

付け加えておきたい事がある。大勢の患者が次々と死亡したにも関わらず、死亡診断書には決して「手術に起因する死」とは書かないらしい。あくまでも手術に至った病名がつくと云う。

誠意をもって手術を行ったにも関わらず、患者が死亡した場合はやむを得ない。手術死を隠す行為こそ今後の事故の撲滅にとって由々しきことである。

●その後

法律で手術に起因する死の記載を義務化した場合どうなるだろうか？

田村遵一病院長が群大医学部の2019年12月15日付の同窓会誌に、執刀した男性医師（退職、懲戒解雇相当）と上司だった診療科長（諭旨解雇）について「決してずさんな診療をしていたのではない」とする文章を寄せていたことが分かった。

遺族会と被害対策弁護団は「二人を擁護する発言で、怒りを感じざるを得ない」と反発。

そして上毛新聞（2020年3月19日）によると、田村群大病院長「遺族に謝罪」。さらに同窓会誌に寄せた寄稿文は削除したとあるが、発行済み同窓会誌の寄稿文の削除とはどのような方法で行なったのだろうか、詭弁と言われかねない。こうした群馬大学医学部附属病院で起きた腹腔鏡手術後の死亡事件の流れを見ていると、病院長を筆頭に医療に携わる先生方が懲りない面々に見えて来た。先にも触れたように、他人事のように『手術死問題の風化を防ぐ象徴とする碑』を建てると云うような感覚では改善できるはずがない。まずは群大病院そのものの心の疾患を治療していただきたい。

事件発生後6年、誓いの碑は2020年6月18日関係者の見守る中で除幕式が行われた（上毛新聞）。

日本経済新聞（2020年7月9日）の報道も紹介したい（一部省略）。

患者七万人に医療費返還へ、群馬大病院不正請求で

大学によると、不正請求は2010年4月〜15年3月に延74万件に及び、患者の特定を進めていた。返還総額は約17億円になる見込みだ。麻酔治療の際に、実際より高い保険点数で請求したり、カルテに記載のない医療行為を請求したりしていた。群馬大病院で腹腔鏡などの手術な

どの手術を受けた患者が相次いで死亡した問題をきっかけに、厚生労働省が行った監査で判明した。

肥満手術を拒否

以下は2019年8月21日のBBCニュースの概要である。

「イングランド中部出身のアンダーソンさんは高血圧、糖尿病、重度の無呼吸症候群を患っていた。肥満治療専門医は早急に胃切除を勧めた。しかし彼は自分の意思で肥満解消を決意し、ついに2年で89kgの減量に成功した」映像を見ると確かに凄い肥満であった、減量前と後を比較すると全く別人だ。尚アンダーソンさんが手術を断ったのと対照的に日本では胃削除手術が大きく報道された。別項に詳しく載せてあるので参考にしていただきたい。

自分の意思という発想が出てきたので、筆者の禁煙での人体実験の経緯を語ってみたい。

私は20歳からタバコを手にした。当時CMが盛んにタバコを取り上げていた。

タバコは動くアクセサリー、紫煙をくゆらす、生意気盛りの若者にとっては誠にカッコイイナレーションが流れていた。

当時「ダーバン」のCMでアラン・ドロンが格好よくタバコを吸うシーンが話題になったこともあ

り専売公社（現日本たばこ産業）も宣伝に力を入れていた。

税収面でも国が勧めていた。しかしながら、私は喫煙には疑問を持っていたので、何回か禁煙を試みた。タバコを所持しない事で止めようとしたが中々成功しない。

囲炉裏の灰の中から吸い殻を拾ってみたり、もらいタバコをしたりで止められないでいた。

結局時々中断を挟んで28歳まで喫煙した。気の弱い自分を冷ややかに見詰めていた。

ある時考えた。これはタバコを持たないと云う、物理的な問題ではなく心の問題なのだと思うようになった。

「何時でも喫煙ができる状態で止めてみよう」と決めた。

胸のポケットにタバコとライターを入れて何時でも喫煙できる状態で止める事にした。

自分の意思の力を信じたかった。

それ以来1本のタバコも口にしていない。全て自分が置かれた条件ではなく「意思」の問題であると認識できた。これも私の身体で行った「人体実験」だ。

健康問題は宗教だ〈鶏が先か卵が先か〉

私のように病院に行かない、検査はしない、血圧は測らない、薬は飲まない、サプリメントに類するものは飲まない、緑茶以外飲まない、販売している全ての飲料は飲まない。飲み物は水道水のみである。

それでいて頗《すこぶ》る健康である。

この事で友人と議論になる。

友人「君が健康だからだ」

私「何もしないから健康でいられるのさ」

「信じるか信じないか」の宗教の世界にも一脈通じるところがある。

以前は置き薬を始め、薬大好きであった自分が、一切の薬から離れて丸8年。以前は熱が出ると風邪薬にすぐ飛びついた。しかし今熱が出る様な風邪も引かない。

かつてアスピリン製剤はよく飲んだものだが、現在は特別な副作用があるという。薬を飲むと内臓を筆頭に薬の処理には大いに手こずる筈である。尿から排出するまで薬の処理に苦労をしているのだ。

私はサプリメントや薬を飲まないことも健康でいられる原因の一つであると確信しているこの頃である。


知人に難聴者がいる。彼は現在90歳、すこぶる元気で農業に精を出している。稲作を始め多種類の野菜を作り、道の駅や、コンビニなどにせっせと運んで稼いでいる。体は丈夫で悪いところがない。奥さんが、病院通いもしないのにどこも悪くない。生まれつき達者なのだね、と話す。

このお父さんは難聴者ゆえに人中を嫌うのだそうである。だから医者にも行かない、健常者と違って自分の容体をうまく説明できない。病院嫌いになるのは当たり前だ。

ここで「鶏が先か卵が先か」の話になるけれども、筆者は「病院に行かないから健康でいられる」の意見である。

かつて服薬はもちろん病院が大好きだった自分が、全く医療に関係ない生活になってからこの通り健康である（服薬については本著の中に度々出てくるので、省略しつつ記したい）。

薬の話が出たので過去に感じたことを記してみたい。

日露戦争当時日本軍は彼の地でいろんな病気に悩まされた。特に突然の腹痛、下痢、は戦意をすこぶる落とした。

征露丸という薬が発売された。独特の匂いや口に含んだ時の味があって、発売当初売れなくて苦労したらしいが、殺菌効果や寄生虫アニサキスの幼虫の活動を抑える効果が大であることから普及した。

私も何かにつけて世話になった。確かに腹痛には効果があった。

私が若い頃は食事、飲み水が不衛生であったのでバイ菌が入っていたのだ。

殺菌の効果が大きかったのだろう、よく治った。

戦後は薬品名を正露丸とした。理由は説明するまでもない。

その他に虫歯の痛み止めによく用いた。

虫歯が痛むと親父がこれを詰めるとよく効く、とその度に詰めてくれた。すぐ痛みは止まった、しかしそのまま放っておいたので後々思いがけないことになった。正露丸を詰めた歯がもろくなって砕ける。

歯科医も遠方で歯痛は格別で、仕方がなかったとは言え歯を失った不利益は大きい。正露丸の主成分はクレオソートで木材の防腐に用いる殺菌剤なのだ。柔な生体に入った場合影響が大きい。

用法を誤ると体に大きな影響がある。大量に服用した人が腸に裂傷を生じ、大きな手術で一命を取り留めた症例が報告されている。

信用できない相手から、正露丸の服用を勧められても飲む気にはならないだろう。そんな独特な薬剤ではあるが適量を守ればバイキンを殺す力は大きい。

しかしこの殺菌力によって腸内細菌のバランスや必要な細菌に打撃を与えることにもなる。正露丸に限らずあらゆる薬剤は体内の細菌群やホルモンを始めＰＨなどと相互に影響しあって本来の人間の腸内の微妙なバランスに影響する可能性がある。

アトピー、アレルギー、花粉症、目や鼻の異常ナドナド、あまりに自然を無視した過剰な医薬品投与が影響してはいないだろうか？

腸内細菌

人間の体の中には非常に沢山の種類の細菌が生息している。消化器の中には百兆個〜千兆個もいると云う。重量にして1kg〜1・5kgもあるとも聞いた。

資料（2019年10月17日のニュース）

『鼻水などの粘液が「有害になり得る微生物を飼い慣らす」機能を持っていることが分かった』

この内容を詳しく読むと「粘液が体内に入ってくる細菌を飼いならして活用しているので体内には有害な細菌はごく少数なのだ」とある。

生き物は実によくできていることに感心するばかりだ。

これらの細菌が互いに影響しあい、人の体とうまく調和、共生している。

この細菌群がバランスを壊し、また減少すると身体に悪い影響が出る。

先ほどの、正露丸や整腸剤、抗がん剤などの殺菌性の薬剤はもちろん、その他どのような薬剤でも、これらの細菌群に影響を及ぼすはずである。

薬剤には効能と副作用が明記されているが、全ては作用なのだ。

発売する側は効能を訴えて売りたい、悪いことは「副作用」となる。

なんとなく副作用は大した事ではないというイメージになる。副作用の用語を廃止して、全てを

「作用というべき」だ。

これこれの作用があるけれども整腸作用もその一つである。また血圧降下の作用もある、こんな表現にすべきだ。

「これこれの有害作用があるけれども、この作用があるので服用してください」と作用の列記をすべきだ。

副作用の言葉を用いて「この薬の悪い影響はちょっとですよ」と受け取られかねない表記は止める事だ。

以下のニュースに接した。

胃潰瘍の治療薬790万錠を回収、ラニチジン錠の原薬から発ガン性物質。

福井県は2019年10月3日、小林化工（本社あわら市）が製造販売している胃・十二指腸潰瘍などの治療薬「ラニチジン塩酸塩錠」について、中国で製造された原薬から許容限度値を超えた発がん性物質が検出されたとの情報があったとして、同社が約790万錠を自主回収すると発表した。

現在では問題が発覚した時点で回収その他適切な対応が取られるようになった、望ましい事である。

ここで問題となるのは、良心的な会社でなかった場合は如何なるのか。売り続ける、問題発覚、事件に発展、そうした場合、更に問題解決前に会社が倒産した場合は如何なるか。

また、製薬会社は当然発売前にチェックしている筈なのにこれ程多量な本剤が市場に出てしまった。「発がん物質が検出されたとの情報」が入らなかった場合、790万錠が服用された筈である。

何れにしても薬剤は怖い。

私は最近「薬剤の功罪を問うた時、功よりも罪の方が大」なのではないかと疑問が膨らむ。

ここで問いたい。もし被害が発生した場合金銭的な補償はともかく、命に関わる被害は如何なるのか。「命の保証は誰にも出来ない」ことは確かである。790万錠とは大きな数字だ。

回収したのが790万錠で未回収はどのくらいあったのか。薬に限らず、人が服用するものは、結果がすぐに出ないことが多い。

極端だが、例えばある国が、長期間食べると「不妊になる」ような細工を施して、我が国に協力者を作り安価でしかも優秀な効能を謳って、美味しくて、手軽で便利な製品に仕上げて、輸出攻勢をかけてきた場合、結果如何なるであろうか。

科学が発達し、大量生産が可能になり宣伝手法が巧妙になり、影響が極度に大きくなった現在は難しい時代に入ったとも言える。

結論『安易に薬を飲むな』。伝染病など特別な場合を除いて「安易な服薬は百害あって一利なし」。体を害することの方が多いと認識するがよい。ちなみに医者好き、薬好きだった私はここ8年一切服薬していない（除：歯科医の痛み止め、眼科医の白内障手術時の抗生物質）。

また妊婦には服薬の害を恐れて薬を飲まない指導がある、妻も子供も孫もそのことを守った。でも服薬しない不利益はなかった。もっと服薬の害を研究するべきである。

多剤服用の弊害

ＮＨＫ『クローズアップ現代』（２０１９年10月22日）で大きく報道された、多剤服用に対する警告だ。

ＮＨＫにしては珍しい内容で、まずまずの出来であった。

服用を半減したら、認知症の症状がなくなった、気力が戻った、サプリメントの服用者が「効かないかもしれないけれども、悪いことはない筈」と薬と併用して飲用していたが、「薬とサプリメントの飲み合わせで悪影響があることを聞いてビックリした」こんな場面もあった。

映像を見ると、１回に10錠も口に頬張って飲んでいる場面もあった、これらの薬剤が、単独では無害であっても、このように多剤となると、化学薬品である薬の絡み合いがどうなるのか、考えるだけでも恐ろしい。

なお体に入った薬剤を加齢がすすんで弱ってきた内臓が受ける負担はいかばかりか。

医療やサプリメント業界の暗部を見る思いであった。

有名なメーカーが「薬を飲み易くするゼリー」を最近盛んに宣伝している、薬を10錠も飲むのにはこんなものも必需品かもしれない。82歳の筆者の「自分の体での人体実験」では、薬を全く服用しなくなって8年になるのに誠に健康である。ＮＨＫの放送を見て、益々意を強くした。親しい友人には、自分の体での「人体実験」の結果を踏まえて、服薬の弊害を訴える。すると殆どの方はなるほどと相槌を打ちながらも「しかし長年飲んでいた薬なのでとても不安で止められない」と云うことになる。マスコミの宣伝による洗脳力の強さに驚き、呆れる私である。

そう云う私も服薬をやめた時不安に駆られた。今そんな自分を懐かしんでいる。

貧乏農家の叔母の長寿

健康で居られるのは現代医療のお陰である。一方現代医療に依存しないから健康で居られる。また健康だから現代医療に依存しないでも健康で居られる。

私の経験で、古く（70年前）は母の実家を訪問すると決まって叔母が囲炉裏の隅のヤカンから、真っ黒なお湯を注いで飲んでいた。

聞くとドクダミとゲンノショウコを煎じたもので、水と乾燥薬草を継ぎ足し、継ぎ足しして、囲炉裏で煎じていた。頂いて飲んでみると不味いものであった。

しかしドクダミの煎じ薬のせいか、93歳の時長寿のお祝いをした。

叔母は医者に掛かったことを聞いたことがない。車のない時代、町から離れた田舎の貧乏農家では医者を呼ぶ術がなかった。医者を呼ぶときは臨終のときだけである。

家は古びて、囲炉裏の煙で真っ黒。窓には少しガラス戸があったけれども煤で真っ赤、薄暗い裸電球、目の前には牛が2匹飼われていて脱糞、排尿はもちろん時にお産を見聞きしながらの日常であった。

まさに仙人の佇まいであった。金もなし、スーパーがある訳もなし、たまに目が腐ったようなサンマを「背負い商い」のお婆さんから買う程度の生活であった。

このような無欲、美味いものなし、これが健康にとって、案外「理想的な生活」だったのではないだろうか。叔母の家（母の実家）では幸い戦死は免れたけれども兵隊に3人とられていた。

医師の話題が出たので、隣のHさん宅の年寄りが往診をお願いする事態になった時の話である。

Hさん宅は当時困窮していた。そもそもこの時代医者に往診をお願いすることはほとんど今際の時である。私の父が往診のお願いの役を依頼されて（電話なし車はおろか自転車もなし徒歩で）医師宅を訪ねた。

するとM医師「Hさん宅は未払医療費がこれだけある。貴方が保証人になって頂ければ往診します」これももっともなことである（当時健康保険があったかどうか）。

父が保証人になり漸く往診となった、ところが先生は老齢で籠に乗っての往診。

近所の若い衆を頼んで担ぎ上げた（先生宅と患者宅は1・5㎞で標高差は50～60ｍほどある）。でも臨終には違いなかった。死亡診断書が必要だったのだ。

●健康食品いろいろ

田舎でもいろんな言い伝えがあって、何が健康に良いのか不明な事だらけだ。流行っては廃れ、廃れては流行る。甘茶蔓茶はいっとき大いに流行った。ゲンノショウコ、青笹、雪の下、銀杏の葉、自分の尿を飲んでいた友人もいた（現在も健在）。昔のことで忘れたけれども、色々流行っては消えていった。

天然に生育するもので毒草以外はそれなりの成分があって飲用して有効なはずだ。現在営利会社が、マスコミを総動員して、ドクダミ煎じ薬や甘茶蔓茶、ごぼう茶に類したものを売りつけるべく宣伝に余念がない。

有名人も時々登場して無責任なお勧めをしている。金の匂いが鼻をつく時である。かくいう私は一切の薬を服用しなくなって8年以上健康を維持している。またサプリメント、薬草他健康維持のための処置を何らすることなく健康である。毎日日課で、5～6種類の薬を頬張っている人、幾つものサプリメントを有難がって飲んでいる人、有名なJ社では飲みにくい薬を飲み易くするゼリーの販売開始。

あるフイルムメーカーでは糖質を吸収しにくくする薬を大きく宣伝している。栄養を吸収し易くするのならば理解出来るけれども、変だと思うのは私だけだろうか？

それでは食べた糖質は消化器に消化吸収されないで長々と消化器を通過して排出される訳である。胃や腸に負担だけを掛けることになりはしないか。

これでは五臓六腑も疲れるだけだ。

糖質を吸収しにくくする薬を飲んでいる人は、如何して食事の量を減らして薬を止める判断をしないのか。さらに医療の側も食事制限を強く訴えないのか疑問ばかり膨らむ。

散歩、寒風摩擦、ジョギング、健康に関してうるさいばかりだ。私のように何もしないで健康、何もしないから健康、あの薬、この薬を服用しているから健康、あのサプリ、このサプリのおかげで健康、全く分からないことばかりだ。

全知全能の神がいたなら、どのように答えるか？ 私のように何も服用しないのが正解と告げられたらば、営業不振に陥ってしまうのではないだろうか。

江戸時代の平賀源内、閑古鳥の鳴いている鰻屋の店先に何も関係のない言葉「今日は土用丑の日」と看板をかけた。すると客が殺到した。これこそ今流行りの、罪のない「忖度」だ。面白い、面白い。

血圧について

現在、壮年期になってから病院の門をくぐると必ず血圧測定がある。

昔は年齢プラス90がその人のあるべき血圧とされていた。

ところが日本高血圧学会の指針が何度か書き換えられて、一律１３０以上を高血圧とすることになった。

その後人間ドックでの統計で１４０ほどの血圧の人が一番健康であるとの数字が出た。そんな事もあって、現在は高血圧の指針は１４０以上ということになった。と何かで読んだ。

一説に高血圧の基準値を10下げると降圧剤がわが国で1千億円以上売り上げが増加する。という研究がある。製薬会社、医療の世界では基準値を低く抑えたい誘惑にかられはしないだろうか。営業に関連することで、これも致し方ないとも言える。しかし薬を処方された結果、懐の具合はともかく健康の被害が出ることを憂える。

以前は代理の人が薬を取りに行っても出してくれた。現在薬を出すのは本人の診察を条件としているので、薬を欲しい患者は必ず診察を受けることになった。

一理あるけれども、投薬だけでは病院の収入は知れている。やはり診察が本命なはずで患者の病院離れを食い止めている。

そして完璧な保険制度があるので患者は経済的な負担感が少ない。

母は享年64歳で短命であったが、ある時から高血圧治療薬を処方されることになった。先生曰く「この薬はよく効く薬です。ただし飲み始めたら途中でやめてはダメです。途中で止めるようならこの薬は出せませんよ」と、こう言われては真剣に欠かさず薬を飲むことにならざるを得ない。

母以外の方からもこの話は聞いた。

本当にこの血圧の薬は途中で止めれば弊害が出るものだったのか。

私は常々どこかに疑問を感じていた。以下は筆者が薬と決別した経緯である。

57歳の時、脳に腫瘍ができ手術で摘出した、髄膜腫との診断であった。その後20年間にわたって、高血圧薬、血液サラサラ、コレステロールの薬。

そして薬がなくなると診察をして頂き薬をもらう。

病院に行くと何かしら病気を発見される。ちょっと熱があると風邪薬が処方される、更にこの薬は胃を荒らすので胃薬も出しておきましたよと追加される。

診察時先生が体調如何ですかとおっしゃる。変わりない旨を伝えると、良かったですね「では同じ薬を出しておきましょう」ということになる。

また体調の思わしくないときは当然のごとくそれに対応する薬が出る。場合によると5種類ほど服薬することになった。保険適用なので患者負担は誠に少ない、ついつい先生の親切な処置に感謝して病院を後にする。脳腫瘍という大病の後なので慎重になって病院通いをしてきた。

10年ほど前から（手術後15年ほど経過）、薬の服用に大いに疑問を持ち始めた。服薬を疑問視するようになると、必然的に服薬を問題視する文献も目に入る様になった。かなりの期間逡巡しながらも服薬を止めることを決意した。

その時妻に『俺はこれから服薬をやめる』けれど心配しないで欲しい『自分の体で人体実験』だよと宣言した。「自分の体で人体実験」はこの時から意識し今に至る。

そして1ヶ月、2ヶ月、3ヶ月と心配と不安が付きまとった、半年経ち、1年経ち徐々に服薬をしないことが普通になり、不安もなくなった。

ついに8年経過した。どこかでひっくり返ることはないか。血管がはねてしまわないか。脳梗塞や、心筋梗塞、脳卒中になったら如何しよう。いろんな心配が心中を駆け巡り、夜中にふと起き上がることもあった。しかし以来8年一切の薬を飲んでいない。

病院の先生の診察診断、製薬会社が研究を重ねて作った薬って何なんだ？

疑問が絶えない。

最近は自分の身体での人体実験をするというフレッシュな気分は無くなった。全く変わらない日常に戻った。

幸せなことに現在82歳何一つ悪いところがない。本年も春には台湾、北海道は五稜郭、山口県萩を訪れた。郡山、小田原の展示会には車を1日500㎞ほど運転して苦もなく参加している。ただしお茶だけ持って何も食わないで。

再度血圧について

血圧について検証したい。現在130〜140になると高血圧と診断され投薬が始まる。

変ですね？　血圧って年齢には関係ないのだろうか。

昔は年齢＋90が正常値と言われていたのに。

血圧は何のためにあるのか？　もちろん全身に血液を送るためである。

特に脳は重量比で体全体の2%であるのに、血液の必要量は15%と言われている。脳細胞はそれだけ酸素や栄養を必要としているのだ。特に人間は直立歩行になったために四つ足歩行時よりも血圧が高くないと、脳に血液を充分に送ることができなくなった。

また年齢とともに血管が固くなり、細くなり、血管内壁にカスが付着してくる。いわゆる動脈硬化という老化現象が進行する。

だから高齢化に伴って体は必要あって血圧を上げているのだ。

必要に応じて高くなった血圧ならば、血管を軟らかくする、太くする、血管内壁の付着物を除去する。若かりし頃の体になれば最高なのだ。そうすれば必然的に血圧は下がる筈である、誰でも納得することだ。

ところが現在のように血圧が上がる原因を放っておいて単に投薬によって血圧を下げた場合体の高い位置にある脳に十分な血液を送れなくなって、脳梗塞を誘発してしまうのではないだろうか。

戦後栄養不足の時代は血管が脆くて、脳出血の危険があったが現在は脳出血に比べて脳梗塞の割合が圧倒的に多いと言われている。

私もかつて高血圧の場合は血管が破れる心配をしたものだが、130や140で心配なら危機に見舞われた場合、相撲の立ち合い、恐怖や快楽の絶頂時の血圧はどうなっているのか？ 果たして安静にして計測した血圧に意味があるのだろうか。

産業機械ならば破壊試験が出来るけれども、人間に破壊試験は出来ない。

因みに北欧でのかなりの規模の疫学調査で80歳の老人の場合、血圧１８０のグループに健康者が多いと云う結果が出ている。

大型恐竜は体長40〜50ｍあったものもいたという。腹腔内の心臓1個では血液を送り難いので、より高い位置の首の中ほどにもう1個心臓があって、ポンプアップしていたと云う。

単に高血圧の原因を除去しないで降圧剤によって血圧を下げる。これが問題の脳梗塞を招来することはないだろうか。血圧を下げると元気がなくなる、物憂い、内臓の不調、ぼやっとしていかにも老人特有な状況を作り出す。この先は最も嫌われる脳梗塞につながる。１４０や１５０の血圧がそんなに危険なことなのだろうか。降圧剤の多用は半身不随、認知症多発の恐れがあるのではないかと考える。

透析について

透析をした友人知人が何人かいた。過去形にしたのは全ての方が亡くなっているからだ。

透析は解毒作用ができなくなった腎臓に代わる機器を使用することである。

筆者が知る限り透析は延命治療そのものと理解せざるを得ない。毎回時間をかけて脱力感に苛まされて、しかも週3回の行程は本当にウンザリするらしい。

命の危険と引き換えなので懸命にこらえての治療らしい。苦労をした挙句の死とはやり切れない。透析は施設さえ整えれば人手をあまり要しないで、処置出来て案外美味い仕事になるのではないだろうか。

又利用者が少ないと施設の償却が出来ないことも事実である。

出来ない相談であるかもしれないけれども、単なる延命のための透析ではなく、少しでも透析を必要としない体にする治療法は無いのであろうか、残念ながら無いのかも知れない

糖尿病の治療のために透析を行っているのであれば、同時に食事制限で体重を落とすべきである。

体重÷（身長×身長）＝21ほどの体重を維持するようにされたら如何だろうか。

なぜ肥満の体の改善のために減量を強く指導しないのであろうか、以前減量のために胃削除をした話が大きな話題になったけれども。胃切除の目的は強制的に食事を取れなくするためだ。

友人T君は最後まで肥満に近い体型だったことが思い出される。

しかし筆者曰く減量は簡単である、食べなければ良いのだ。命の危険を示されて減量出来ないはずはない。医師が患者の心を動かせないのだ。患者、医師共に同罪と思う。

【参考：筆者の体重は54・5kg身長1・62mである。54・5÷（1・62×1・62）＝20・7である】

私は十年ほど前66・5kgあった、現在54・5kgにした。今すこぶる元気で身体も軽く、健康そのものである。余分な肉や脂肪は百害あって一利もないことを実感している。減量はまさに人体実験であった。

第二章　【食事と排泄】

素材の旨さ

人間以外の肉食動物、草食動物、鳥類、魚類、昆虫類、その他諸々のどんな動物も、料理をしないで美味しそうに食べて、健全な生涯を送っている。

煮ることや焼くことは勿論切ることも無しに、自分に備わった方法で摂食をしている。

人間もせめて料理を極限まで少なくした食べ物を喰うことが、美味しくて健康にも寄与するものと確信している。

かく言う私は料理をかなり抑えた食事をしている。人間以外の動物とまでは無理としても、素材を基本として人工的な味付けを極度に控えている。

理由はただ単に「美味しい食べ物を貪欲に追求してきた結果である」。素材の旨さに勝るものはない。

●粗食とは、美食とは

粗食：粗末で、安価で栄養価の低い食事と定義する。菜食に近い。

美食：粗食の反対語で、高価で高栄養価の食事と定義する。肉食に近い。

近くに酪農家がいて「濃厚飼料だけでは牛の健康が保てないので粗飼料は必ず必要であると言う」

この場合粗飼料とは草、稲ワラ、干し草等のことで、濃厚飼料とは主に穀物や魚や肉の粉だ。美食と粗食の違いは畜産飼料の方が分かり易い。

私はいわゆる「美食」を否定し、「粗食」に軍配をあげる生活をしている。

但し筆者の考える〝美食〟とは先入観なしに「美味いと感じる」食べ物のことを言っている。

美味い食事を追求してきた結果が現在の粗食の範疇に入る食事になった。

美食に対する先入観とは「高価な食材で、手の込んだ料理」を美味いと感じてしまう心の問題である。

本当の美味しさは、値段や見た目や有名料亭、有名調理人等から来る先入観から離れて旨さだけを感じることとの出来る強靭で柔軟な心を伴わなければ実現しない。

以下は、私の家では口に入れない食品リストである。

即ちご飯、パン、肉、魚、乳、卵、ハム、ソーセージ、ベーコン、このように並べてみると読者の頭の中には筆者が食べないものの見当がつく筈である。

その他各種ドレッシング類、ジュース類、サプリメント類も全く摂らない。

したがって私の口から飲料として、体内に入るのは水道水とアルコール類だけである。酒の飲めない妻は水道水を飲むだけだ。

これが私の言う美食である。こんな美食が舌を楽しませ、健康でいられ、家計にも良い。良い事尽くめになった。こんなことが長年の「人体実験」の結果得られたのだ。

取り込むことは少なく、出すものは多く

これは自分の身体での「人体実験」で会得した。

便、尿、汗、涙、呼気、痰、ふけ、垢、皆出すものだ、取り込むものは少なくしよう。

呼吸、出納簿、また方丈記の「よどみに浮かぶ、うたかたは、かつ消えかつ結びて」云々。

このように言葉の成り立ちも出す方が先で入る記述は後にくるものが多い。

これが健康の鉄則である。入れ過ぎは禁物で、過呼吸も苦しい。

さらに良いことに減量に伴って、経費の節減になる。

私は現在家では、米飯、パンを食べなくなった。肉、魚、牛乳、卵等は原則食べない。又ハム、ソーセージ、ベーコン、コロッケ、ミートボール、ハンバーグ、ちくわ、かまぼこ等食べないものはもっとあると思うが、日頃食べてないのでこれ以上は思い浮かばない。

ある時子供が帰省してご飯を炊いた。ご飯を食べる習慣のない我が家ではそのまま忘れていた。日が経ってから炊飯器の蓋を取ったところ、カビで真っ黒。

また知人から貴重な放し飼いの鶏の卵を頂いて冷蔵庫に入れて置いた。

暫く経ったある日、頂いた卵を食べようかと割ったところ、腐っていた。

化学調味料は舌が受け付けなくなったし、バター、ソース、各種ドレッシング、あらゆるサプリメント、ペットボトル入りの各種飲料を飲まない。不味いからだ。

流行りの青汁や果汁、加工してある飲み物は一切口にしない。美味しくないからだ。第一、濃縮還元ジュースは素材そのものを搾ったものとは完全に違う。

友人から紙パック入りの青汁を1箱頂いた。自宅では飲まないし、飲まない物を誰方かに差し上げるのは失礼だ。結局捨てることになった。３０００円ほどはする筈。贈られたものは返品できないので困ってしまう。

ゴルフや遠方へ出かける時も朝飲んだ緑茶を空きペットボトルへ入れて持参する。理由は美味しいからである。何処にでもある自販機のものを飲むことが全くなくなった。

歳暮の時期になると、とても憂鬱になる。

毎年の事であるが、先日「味付け数の子」をいただいた。私は最近食品の色合いや艶を見ただけで、美味しく食べられるか、とても口に合わないか分かるようになった。

恐る恐る口に入れてみたが案の定食べられないことが分かった。どうして単純な「塩数の子」を贈って頂けないのか残念でならない。これは数の子に限らない。

今日も友人から、福岡の辛子明太子が届いた。嬉しいやら悲しいやら複雑な心境である。

先ほどの数の子同様色合い、艶を見て「口に合うといいな」と言いながら一箸食してみたが「駄目だ」。

原材料名を見ると、酵母エキス、アミノ酸等、トレハロース、酸化防止剤、ナイアシン、着色料

（赤102、黄5、赤3）、発色剤（亜硝酸Na）、酵素とある。

私は幸か不幸か添加物に対して非常に敏感に拒絶反応を示すようになった。体が受け付けなくなった。特に亜硝酸Naは食品の腐敗防止剤である、食肉に存在するアミンと結合して発ガン性物質に変化すると言われている。更に使い方を間違えると猛毒なものだという。

好き嫌いのことならば、身近な子供達に回せば良いが自分が危険と認識した食品である。残念ながら捨てる以外に方法がない。

更に有名デパートからハム、ソーセージなどの詰め合わせが送られて来た、懇意にしている方からだ。例によって添付文書を見ると、さすがに食べる気が失せてしまった。ちょうど薪ストーブが勢いよく燃えていたので焼却処分にさせて貰った。

地場産のハム、ソーセージ、その他ミートの加工品。


又毎年歳暮に届く山口県特産の蒲鉾等、私には食べる気にならない。家族もそうだ。好意での贈り物なので申し訳ないけれども、お礼の言葉が見つからない。

実情を話して来年からは遠慮したい旨告げるのも憚る、途方に暮れる年末である。


我が家では食べるものと言えば素材を切る、煮る、焼く、混ぜるのみ。塩、味噌、醤油、酢以外の

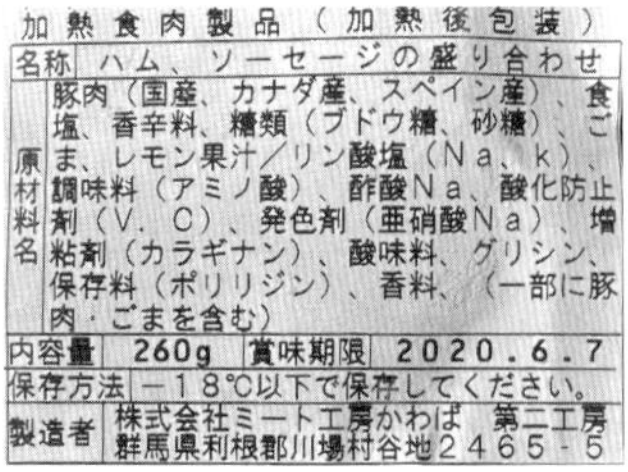

味の付いた調理をしない、させない、食べない。理由は美味しくないからだ。

巷で味付け醤油とか出汁入り味噌が好評と聞いたこともあるが、我が家では全く取り合わない。不味くて食べられない。

妻には「味付けをした料理は食べないよ」と宣言してから久しい。

我が家の小さな庭では種々な作物を作っている、ほうれん草、蕗、なす、ネギ、キュウリ、トマト、インゲン、エンドウ、枝豆、アスパラガス、スイカ、カボチャ、ゴーヤ、オクラ、各種葉物野菜、ミョウガ、シソ、梅、柿、栗。

果樹や蕗は手入れも不要。果菜類は苗を買って植えるだけでいい。

最盛期はとても食べきれない、取ったばかりの野菜の旨さは贅沢な味がする。消毒をしないので安全この上なし。

味噌は自家製。これでは読者にも経費が浮くことが分かるはず。

端境期はともかく購入する蔬菜がない、孫や子供に上げると随分と家計が助かるらしい。

昔父が「5~6人家族だと野菜作りで一人役必要なのだ」と。しかし現在は立派に育てた苗を売っているので、あとはわずかな手数で野菜ができる。しかも楽しい作業で運動にもなり、育てる楽しみ、収穫の楽しみ、食べる楽しみ、人に差し上げる楽しみ。

我が家の庭の野菜はお付き合いの場を提供してくれる。

お節介になるけれども、多くの人が日課にして規則正しい運動と称して散歩（ウォーキング）をしているのを見かける。中には2～3時間かける人もいる。

その時間を使って野菜でも作ったら一石二鳥なのにと思う。

家の周りのちょっとした空き地に作る果菜類、型は不揃い、虫くいもあるが、味は同じだ。これだけのものを毎日スーパーまで出かけて買い求めるのは大変だ。

消費税どころか買い物資金がわずかになった。

美味しい食べ物を追求する「人体実験」によって得られた貴重な結果である。

GNP（国民総生産）からYSS（豊かで幸せ指標）へ

本著の随所に出てくるが、私の生活はGNPに対する貢献度を見るとき全くの劣等生である。

私の最高に贅沢な食事は世間で云うところの「質素で粗末なもの」で、それが美味しいので、お金が掛からない。

「今夜の贅沢料理」

タラの切り身、キャベツ、柿の種と胡桃、ネギと蕗のトウとソバ粉の焼き餅、蕗、山椒と自家製生味噌。

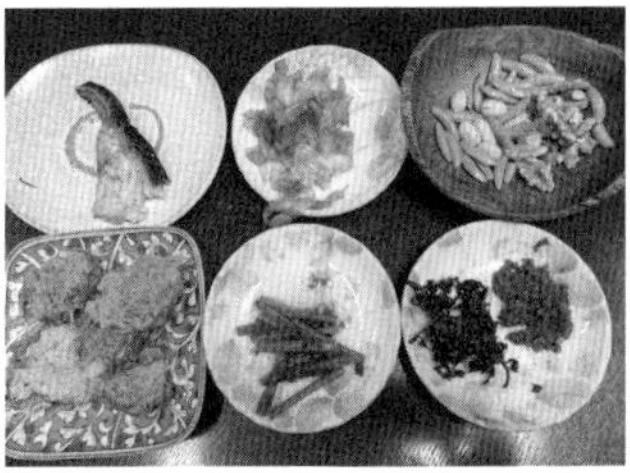

（アンダーライン＝購買品）

「俺の食い物は兎の餌だぜ」隣のおばちゃんが言っていた、我が家もそうだ。

病院には行かない。過去8年間白内障の手術とその時頂いた化膿止めの抗生物質と歯科医で頂いた痛み止めを飲んだだけである。その他の薬は胃散一つ飲んでいない。したがって医療機関への支払いがない。

冒頭のGNPに戻る。不摂生な生活で飲み過ぎ食べ過ぎで糖尿病、遊び過ぎ、放蕩三昧の挙句体調を崩す。

仕事を離れ病院通いが始まる。投薬、リハビリ、透析、胃瘻と治療の明け暮れとなる。

喫煙もそうだ、あれほど有害と言われて久しいのに未だ喫煙者は後を絶たない。タバコを消費してGNP値をあげ、肺気腫その他喫煙が原因の病を得て、病院の世話になってGNP値を上げる。

この人は妙なことに「国民総生産」のカウント上は優等生になる。

一方筆者のように休日を利用して庭の菜園で採れる各種果菜類を食べ、近くの山で薪を切って燃料にし、その一部で椎茸やら、クリタケ、ナメコを栽培し、栗や柿は綺麗に剥いて剥き栗や干し柿を作る。蕗も庭に生えたものを大事にしているとフキノトウも健気に春の香りを運んでくれる。どれも素晴らしい食べ物である。

これらを知人やお世話になっている方にお裾分けする。極端ではあるが二者を比較してどちらが好ましい人生であろうか。

しかし「国民総生産」の数字は放蕩息子に軍配があがることになる。

お金を浪費し、挙句に身体を壊して医療機関を訪ね、薬漬け、検査漬けとなることもある。

どちらにしてもGNPに貢献することになる。

GNPの欠陥は全て出費した金額だけを数値化していることである。

GNPとは別な豊かさの指標を作るべきだ。国民の「豊かで幸せな状態」を表す「YSS」（豊かで幸せ指標）を提案したい。

自給自足が最良な生き方

作物を育てる楽しさは格別だ。朝に晩に作物の成長を見るのは何よりの励みになる。

良い事尽くめである。買い物にゆく必要がない、出費がない、こんな贅沢はお金では買えない。

自家菜園の美味しさは高収穫を望む必要性がないので、粗植えにして窒素質肥料を控える事で、日光に良く当たった野菜が収穫出来る。

庭先の新鮮な野菜は美味しさも抜群だ。自分で作った野菜や果物を食べよう。

週末農業推進運動を提案したい。

これらは何が体にいいとか、医者が勧めたとか、ましてやお金がもったいないとかが理由ではない。唯々美味しいものを求めてきた結果である。

ロシア訪問
以下はロシアに行った時に聞いた話である。
モスクワの方達は別荘を持っていて週末は別荘で暮らすとのこと、優雅だなと思った。聞いてみると、別荘は馬鈴薯を始め諸々の野菜、果物を作るための農場を兼ねているらしい。ロシアは経済的な数字で見ると貧しいけれども、案外生活の質は豊かとのこと。別荘といっても農地の中の作業小屋だ。

追記、シベリアに抑留され帰還したY氏の話のなかで、「ロシア人は馬鈴薯が主食だ」と聞いた。随分と粗末な食生活だと、案外遅れた貧乏国をイメージしていた。

しかし私もいつの頃からか馬鈴薯がこれ程旨いものかと開眼、煮て良し、焼いて良し、どんな料理にもあう。それ以来馬鈴薯が最も美味い食品に格上げされ今日に至る。

ロシア人にとって馬鈴薯はまさに主食だ、我が家も主食は何？　とあえて尋ねられれば、ジャガイモとさつま芋と答えええざるを得ない。

そしてどちらも私にとって主食であり最高の美味さの保持者だ。

（自宅では特に食べたいと思わないのでご飯、パン、肉、魚、卵、牛乳、バターなどに類するものを食していない）

自家菜園に関連して、季節の花も沢山ある。

春は福寿草から始まって各種水仙、梅、桜、山吹、ヤマボウシ、そのうちにアリストロメリアが咲き出すと1年中絶えることがない。盛夏が過ぎると、コスモス、菊、サンルームではハイビスカスが1年中咲いている。正月、盆、春秋の彼岸、いつでも花があって買い求めることがない。仏壇にも庭の花を供える。仏様も野の花を最も好むと聞いたことがある。

川柳「仏壇に庭の水仙庭の梅」（友人、小野おのこ作）

これでは消費税も出てゆかない。工夫次第でちょっと暇どきの手間さえかければ楽しみながら出費を減らす手段がいっぱいある。「そんな事いっても畑がない」。本当だろうか、周りを見回してみれば荒れた畑がどこにでもある。持ち主は喜んで貸してくれる。

手入れは楽しい、綺麗になる、収穫物を食べられる。良いこと尽くめだ。

昨夜（2019年9月17日）の食事兼酒の肴に購入したものと言えば、ピーナツ入りの柿の種一袋のみ、他は全て自宅で作り出したものばかり、妻共々お金が要らないねと苦笑するばかり。

私が美味しいと感じるものを追及して今がある、結果的に調理を省く、使う調味料は醤油、味噌、塩、煮干し、昆布、かつお節、そんなところか。

我が家では砂糖はもちろん、味醂、油、各種ドレッシング、ソースみたいな物は使わない。

胃切除

『糖尿病治療のいま、減量手術　胃の大半切除』

読売新聞（２０１７年12月１日）の記事の見出しである。

目を疑ってしまった、記事を読み進むうちに益々疑問が大きくなった。

身長１７４cm、体重１２０kg、年齢43歳のＢ男さんに関するものである。

要約するとＢ男さんは20歳で糖尿病になった、その後各種内科の治療を受けたが何度も中断した、飲食については、牛丼を軽く３杯、甘いものや肉、揚げ物をよく食べ、ビールはジョッキで10杯空ける事もあった。

約２年前糖尿病の合併症で網膜剥離が進み失明の恐れがありレーザー治療をした。腎臓も悪く人工透析の心配が出てきた。食事や運動で減量できる自信はない。薬の効きめも良くない。手術以外に方法がなかった、手術で胃の80％を取った。

手術後とにかく食べられなくなり、体重は75kgとなり糖尿病の薬も毎朝一つ飲むだけとなった。

これが減量手術の「成果」という。

これを読んでいて、随所に憤りを感じてしまった。これで良いのだろうか？

食べる量を減らせば良いのにと思うのは私だけだろうか。

自己の体重もコントロール出来ない人に高額な医療保険を使って胃切除をする。そんなことが増えていけば間違いなく保険が破綻する。

私は12kg減量の結果お腹の出っ張りがなくなり、ジーパンも似合い、ゴルフプレー中の歩行も負担を感じなくなった、体調はすこぶる良好である。少し空腹だと何を食べても実に美味い。

気が付いてみると睡眠時無呼吸症、胸やけ、胃の痛み、お腹の膨満感、下痢、便秘、臭いオナラ、イビキ、運転中の眠気、これらが皆無くなっていた。

満80歳になった今年も岩手県花巻市の展示会へ車を運転して行き、ついでに仙台にも立ち寄り見聞を広めて来た。往復で１０８０㎞、元気である。

少食は良いことばかりですね。疲れない、それでいて最近は空腹を感じないのだ。

妻と2人、ご飯やパンは食べない。パンを食べないので、バターや、ジャムやコーヒーも要らない、ご飯を食べないからオカズも要らない、肉は摂らない、魚もごく稀に戴いた干物を食べる程度、魚や肉の缶詰のような味のついたものは不味いので食べない。そもそも缶詰を食べない。

さらに最近は「ヴィーガン」なる言葉をよく聞く。ベジタリアンの上をゆく「絶対菜食主義」だと云う。

食生活の不思議さを痛感しているこの頃である。

【ヴィーガニズムは、人間が動物を搾取することなく生きるべきであるという主義】

「ヴィーガン」主義者は食べ物ばかりではなく、毛皮や生糸、ハチミツまでも使用しない者もいる。

この間イギリスのエリザベス女王が以後毛皮で出来た物品は購入しない旨語った。

しかし私は主義主張や宗教的な理由があっての食生活ではない。あくまでも美味しい物の追求の結果なのである。

しかし食事に対する不思議を自分なりに納得する出来事があった。

オートファジーについての解説書を手にしたからである。

オートファジーの研究によって大隅良典博士はノーベル医学・生理学賞を受賞した。

「全ての生き物は摂取した食物を数回リサイクルするとの事、細菌やウイルスやガン細胞までも取り込み消化してしまうこともある。特に体が飢餓に近い状態の時ほどリサイクル力が増し免疫力も高まる」との事。富栄養化により、この機能は低下する。「猫も空腹でないとネズミを取らない」大食がいけない。

私は独自に少食を試みた、そして空腹を感じなくなった。「空腹は錯覚である」の言葉も創作した。

そこに大隅博士のオートファジーの研究がクローズアップされた。私が「我が意を得たり」と頷いたのも理解して戴けると思う。私の「人体実験」を通して得た発想は正しかった。

食事の量と回数を多く摂ることの弊害

私は食事をしながら考え込んでしまう。食い物が何であれ、あれを食べ、これを食べよくもまあ体は受け入れるものだと感心してしまう。

毎日ご飯、みそ汁、野菜、果物、肉、魚、酒、辛子、何でもかんでも食べてしまう。

特に還暦を過ぎたご老体の五臓六腑の過酷な働きは想像を絶するものである。

以下は食べ物の量と、回数に関するものである。

食べ物を回数多く摂ることと水分の取り過ぎの弊害。

1日3回以上の飲食をしてはいけない。

私が若いころは、家が農家ということもあって、長時間労働が当たり前であった。そして遊びは不徳で労働は美徳であった。

食事は朝飯、昼飯、晩ご飯を摂る。そのほかに10時のお茶にはちょっとした菓子や漬物、午後3時には小昼飯を食べ（饅頭或いは団子や焼き芋）そして夜なべ仕事の後軽く夜食を食べた。

1日6回も食い物を口に入れていた。食べることは最大の楽しみでもあった。

そのせいもあってか胃痛、下痢、腹痛、その他いろいろと異常があった。

現在では誰も1日3回の食事以外は昔のようには食べないけれども、それでも回数多く飲み食いしている。

また多くの人が、ペットボトル入りの飲み物を欠かさないで口にしているのを見かける。家庭にあっても茶、コーヒー、人参やトマトやりんごジュース、ヨーグルト、各種サプリメント等々。

それに菓子、果物もよく食べるものだと感心している、車の運転中も然り。

この間も青汁を販売するある会社の経営者が脱税で起訴された。巨額な脱税をするほど儲かっている。このことは取りも直さず愛飲者がいるからだ。

減量に効果的とうたわれるサプリで多数の人が下痢。会社名公表、等のことが記事になるほど口に入れるものの宣伝が氾濫している。

営業行為だから、食わない、摂らない、飲まないでは商売にならない。何が何でも口に押し込む算段をしているのだろう。

私も昔は宣伝に洗脳されて「ビタミンCドリンク」や「栄養ドリンク」を有難がって飲んだこともある。不思議に飲むと元気が出た様な気がした。

各種果菜類のジュースもよく考えてみると缶ジュース等を飲まないで果菜類その物を食べたら良いとの結論に達した。

トマトジュース他多種類のジュースには濃縮還元とあり、本来果菜類が持っている全ての栄養が含まれているか甚だ疑問だ。その上原料のトマト等の栽培において、殺虫剤や殺菌剤の消毒がなされていた場合、完全に除去ができているのだろうか。

濃縮還元ジュースの原料は輸入品もあると聞く。厳密な検査をしているとは思うが、果たして手抜きや見落としや無検査のものがないとは言えないのではないか。危険を感じているこの頃である。

宣伝に踊らされて、大方の善男善女は自然に自動販売機に誘導されている。

正確に口から摂取したものを記録したならば、殆どの方が自分が認識しているよりも遥かに回数多く食べ物を口に入れているのに驚く筈である。

私は1日3回以上は菓子1個、漬物一切れ、果物一かけ口に入れない生活を継続している。その方が気分がスッキリして気持ちが良いからだ。

夏場小まめに水を飲めと言われている中でさえ、必要最小限の量を取ることを意識している。

明日は炎天下、伊香保国際CCで1・5ラウンドの予定、はたしてどのくらい水を必要とするだろうか。大いなる人体実験になる。

当日（2019年8月10日）は猛暑だった。

5時起床、何時ものように具沢山の味噌汁一杯と庭でとれたスイカで朝食とした。朝食後お茶を飲みそのお茶を空きペットボトル（350cc）に詰め6時出立。

伊香保国際CCで1・5ラウンドのプレーその間、昼食時以外の水分は持参した約350ccの緑茶が飲み切れなかった。

小まめにもっと飲めば飲めるけれどもこれで十分だった。

暑い1日であった、仲間を見ているとラウンド終了時には「暑いのでポカリスエットを1Lのんだよ！」とか聞こえてきた。観察していると皆さんよく水を飲んでいる。癖になっているみたいだ。喉の渇きや、体の欲求には関係ないみたいである。

先日先輩のU氏（86歳）とゴルフを楽しんだ。あまりに度々ボトルの飲料を飲んでいる。Uさんに聞いてみた。「Uさんずいぶん頻繁に水分補給をするのですね」。U氏曰く「そうだよ、TVで毎日うるさい程こまめに水分を取りましょうと連呼しているじゃあないか、だから一打打つ毎に一口ボトルの水を飲んでいるのだ」との返事。TVの影響力の強さに感心してしまった。

U氏のスコアーも人並みで、ラウンド100打以上だ。すると水を100回飲むことになる、1回わずか10cc飲んでも1000ccになる。

これ程飲んではいけないよ。植木等の『スーダラ節』の一節を思い出した。

U氏は真面目を絵に描いたような人物で、すっかり「こまめに水を飲みましょうの連呼に洗脳されてしまっていた」でもU氏同様洗脳された人は結構大勢いると踏んでいる。

「歳をとると、渇きを感じなくなるので、喉の乾くのを感じる前に小まめに水を飲みましょう」熱中症対策とかでマスコミがあらゆる機会を利用して訴えつづけている。

うるさい程である。アナウンサー（原稿作成者）は責任を持って言っているのだろうか？

本当は何も知らないのに流行に乗って、根拠もなしに自分で理解もしていないのに。

「水は飲み過ぎても害がない、タダである、だから尤もらしく意味もなく叫んでいる」だけなのではと思う。

後述するが水分であっても取り過ぎたら悪い。私は自分自身の体での人体実験をしている。歳を重ねて喜寿でも迎えると、全ての活動が鈍くなる。食事も細くなる、力仕事のチャンスも少なくなる、新陳代謝も低くなる、当たり前だ。従って体が要求する水分量は確実に減少するのだ。反対に若い時はいっぱい食べ、いっぱい動き、力仕事もこなす、その結果水分が必要となる。誰でも理解できる筈である。

参考までに一文を紹介しよう。

石原結實著『水の飲みすぎが病気をつくる』P3

「毎日2リットル水を飲みましょう」思いっきりTVの、みのもんた氏が呼び掛けた通りに毎日実践した女性が「うっ血性心不全」を患ったとして、みの氏を2015年1月に提訴。損害賠償額は6750万円だという。現在裁判続行中。後略。

ほとんどの医師が「血液をサラサラにするために水をたくさん飲みましょう云々」という主張をされていた。後略。

この石原結實氏の主張は、私の人体実験によって、よく理解できることだ（本書：水分の摂り過ぎも過食と同様大いに害あり参照）。

塩分摂取について

敵に塩を送る。

戦国武将が敵将に塩を贈った美談はよく聞く話である。

塩が無いと庶民が苦しむ事をよく知っていたのだ。遠い昔海にいた人間にとって塩分は必要不可欠である。

それほど大事な塩を悪者扱いしている最近の風潮を憂う。

何かと言うと、減塩、薄味と、血圧に塩が悪いことが強調されている。何事も過ぎれば悪いに決まっているのに、あえて塩分を摂る事だけを強調している。

そもそも「過ぎる」は悪い事を言う。

自分は経験から、塩も体に聞いて不足なく取らないといけないと訴える。

しかしこの様な論調は寡聞にして聞いたことがない。一般に過剰のことしか頭にないようである。

私の経験を言えば「塩の取り過ぎかどうかは自分の体に聞け」である。まさに人体実験である。

私はご飯を食べない食生活になって数年以上経つ、ご飯無しだとオカズを食べない。

また少食になったので、従って塩分の摂取が比較的少ないのか時々梅漬けや味噌、時には醤油さえ、口に入れたくなることがある。

口に含むと成る程美味しい。美味しく感じるということは、その時体が必要としているからであると理解している。只々減塩を唱える事を反省したら如何だろうか。

私は小さな山村に住んでいる、社会党系に所属すると言われている病院が班会と称するものを立ち上げて、住民対象に医療に関する啓蒙活動をしていた。

ある時期塩分取り過ぎが世間で大きく取り上げられたことがあった。

今でも塩分の取り過ぎは問題視されている。しかしここでも可笑しな思い違いがまかり通っていた。

小さな村落ゆえに役員が幅を効かせていた。

ある日のこと、ショッパイ味噌汁が俎上に挙がった。家庭で今日食べた味噌汁を各自持参させて、その役員がチョットずつ口に含んで、「おい塩っぱいぞ。こんな味噌汁を飲んでいたら、中気（脳卒中）になってひっくり返ってしまうぞ」などと主婦達を脅していた。

この指導は病院の医師の指導に端を発している筈である。田舎の役員が一人で考え一人で実行している筈がない。

問題は味噌汁の塩分濃度だけを問題視して塩分総量を考慮していないことだ。

私は「盛り蕎麦」も「掛け蕎麦」も大好きだ。盛り蕎麦と掛け蕎麦の違いは何か。大きくは汁の濃度が違うことだけである。

掛け蕎麦は薄い汁がたっぷり入っている。盛り蕎麦は塩辛い汁を少量つけて食べる。

前出の塩分測定の役員さんは盛り蕎麦の汁を前にダメダメダメの連呼をしなければ理論が破綻する。

掛け蕎麦は食べるが、盛り蕎麦は食べられない筈だ。あるいは盛り蕎麦の汁も薄くしないといけない。今でもこんな間違った考えを時折聞くことがある。

東北地方、特に秋田県は塩分取り過ぎで脳卒中が多く短命である。こんな事を聞く。いつもの「本当だろうか」が頭を持ち上げる。

日本人は1日に塩分を10g前後摂取しなければいけない、という論文もある。秋田県の話の続きになるが、秋田に限らず東北地方の冬は雪が深く寒い。寒いことも短命の原因になる。新聞のお悔やみ欄を見ていると冬は多く夏は少なくなる。厳しい寒さも原因の一つであると思う。加えて生鮮野菜の不足は大きな要因になる筈だ。

現在のようにハウス栽培の無かった時代、野菜は手に入りにくかった。

昔我が家でも秋になると冬に備えて、白菜、大根に加え大根の葉や、他の葉物野菜を茹でて、縄などに挟んで寒風に晒して保存していた。畑の隅に茅を乗せただけの小さな囲いを作って大根小屋と称して、大根や里芋などを保存していた。

又サツマイモは寒さに弱いので家の土間に深い穴を掘って貯蔵していた。ビタミンの豊富な生鮮野菜を食べることは難しいことであった。北国の長い冬にはこんな物しか無かった。

日露戦戦争の時、現地で兵隊が元気をなくし、戦線脱落。やがて戦意を失って最後には病死する。

戦闘が長引くと多数の兵隊が同じ病気になる。

研究の結果ビタミン不足が原因で脚気になったのだと分かった。

当時腹一杯食べられない時代、戦意を鼓舞するために。隊員が喜ぶようにと特別に精白度を上げた白米を沢山用意して食事を提供したのがそもそもの原因だった。こんな記録が残されている。

秋田県の件もこれに近いと考える。

秋田では冬がくれば雪に埋もれてしまう。家から一歩も出られなくなる。生きているのが精一杯で、塩の取り過ぎも問題であるが、それ以上に新鮮な野菜が不足したのも原因の一つだろう。

暖房不足や運動不足、風呂水や燃し木の確保も困難になり衛生状態も悪化する。

我が家でも井戸が枯れた時やポンプが凍り付いたときには何日も入浴できなかった。

ときにはタテ返すこともあり、近所の人達とお互い貰い湯もし合った。

こんな不衛生な事も短命の原因の一つの筈だ。塩分の摂りすぎだけに焦点を当てると本末を誤る。

私も暖房不足については痛いほど分かっている。石油ストーブなし、エアコンある訳なし、窓には今の様にサッシがないので吹雪の晩は寝ている顔に粉雪が降りかかった。

酒に酔ったのでコップに用意して置いた水を飲もうと思ったら、凍っていた。

全てがこの様な環境だった。

せいぜい湯たんぽが頼りだった。その後豆炭カイロが出てすごく重宝だった。

寒さ故か祖父、父、母は真冬に死んだ。

住環境がこれほど良くなった現在でも冬には新聞のお悔やみ欄が多くなる。秋田のことも寒さと無関係ではあり得ない。

さて我が家ではビタミン不足などあり得ない、美味しいものだけを食べていた結果、毎日がウサギの食べ物のような食事になった。

私にとって豪華、贅沢な食事とは「美味しいもの」を食べることである。

我が家の美味しい食事は嬉しいことに、まことに安価に調達できる。ウサギの餌に間違うばかりだ。

我が家の食卓には、ご飯、パン、肉や肉製品、魚、牛乳、卵、これらが滅多に顔を出さない。

食べる量、食べる回数、食べることの連想、は少ない程よい

食べ物を摂ると唾液、胃液等消化を助ける各種体液が出るのは誰でも知っている。

この体液は同時に自分自身の肉体を消化する働きを持っている。もちろん体には防御機能もあるので即心配には及ばないけれども頻繁になれば良いことは無い筈。

ここ10年ほどは意識して「小食とともに食べる回数を少なくしてきたのか体調がすこぶる良い」状況説明になるが、梅漬けの話をすると即唾が出る（唾以外でも消化に関係する各種体液が出ている筈）。このことからも食うことと共に食うことの連想でも体液が出る。

胃液は酸性で肉や魚や魚の小骨までも溶かし、消化してしまう能力を持っている。いくら自分の体

でもこんな消化液に常時晒されていたら堪ったものではない。

●結論

食事：体を健康に維持するためには、必要にして最小限の量および回数にする。

特に還暦以上の高齢者は充分心得ないといけない。

健康の為には、あれを食べると良い、これを飲むと良いではなく、逆に出来るだけ食べない、食べないでいる時間を増やすこと、加えて「食べることを考える」ことも少ない方が良い。

そんな私はここ10年ほど悪いところが全くなくて健康に恵まれている。生涯で最も健康な状態である。

このことは食事を食べ過ぎず、食事以外は何も口に入れないからだと。自賛している。

訪問先で茶菓子やジュースなど出されても「私は何処へ行ってもお茶以外食べものや飲み物を口に入れない」ので、気分を悪くしないで欲しい旨伝え、食べたり飲んだりしない。

水さえ敢えて制限気味に飲んでいる、決して小まめに飲むようなことはしない。

病院には行かない、検査はしない、血圧は測らない、量るのは体重だけ。これが健康の秘訣と考えている。これらは全て自分が「自分の身体で人体実験」をして観察をしてきた結論である。

人体実験を始めた当初は、特に長年服用していた薬をやめることには不安があった、途中病気になったら如何しようと思った。

前出のように、各種飲んでいた薬をやめて、最初は不安であった。1ヶ月、2ヶ月、半年、何か不安な気持ちで過ごした。

1年、2年と経つうちに平気で日常を送れるようになった。現在は薬を飲むことすら忘れてしまった。10年ほど経って、過去に医者から種々と説明を聞いて飲んでいた薬は一体何だったのかと疑問が膨らむ。薬を飲んでいた過去に戻って人体実験をしてみたくなった。

親友O君が私の生活を極端なことと捉えて、手紙で妻に彼（筆者のこと）は信じているが、「その内まずい結果になるから注意して欲しい」そんな内容の便りをくれた。有難いやら可笑しいやら。もし病気になったら、親友に限らず誰でも、「そんな馬鹿なことをするから病気になる。当たり前だよ！」と言われる覚悟はできていた。

笑い話、笑い者、嘲笑の的になる。

幸い自分の信念が間違ってはいなかった。と安堵しているこの頃である。

食品添加物の使用禁止

食品添加物は過去に許可されていたものが有毒性を実証されて、禁止になったものが大変多い。研究者の立場ではないので思いつくものは少ないが、恐ろしいほどだ。

着色料ではオーラミン、一部の食紅他、甘味料ではズルチン、サッカリン等々いっぱいある。数多くある保存料はさらに怪しい、食品の世界では添加物は数限りなくある。

医薬品はそもそも毒をもって毒を制する類の物が多い。副作用を伴うものもある。

ここでさらに危惧するのは、食品添加物、医薬品、農産物に付着している農薬が、それぞれは微量であり、それぞれの物質は健康に影響しない量であっても、これらが何種類も一人の人間の体内に入って蓄積され相乗効果をもたらす時のことを考えると戦慄を覚える。


以下はある物質が体内に取り込まれた事による病のほんの一例だ。

1922年頃アメリカで夜光塗料を用いて時計の文字盤を書いていた多数の若い女子労働者が放射性物質ラジウムの影響を受け悲惨な運命を辿った。

訴訟が始まり原因究明のために埋葬してあった棺を開けたところ「遺体が光り輝いていた」のだ。立ち会った関係者は皆愕然とした。ラジウムが体に蓄積していたのだ。

ラジウムの放射線の半減期は1600年と云う。

さらにラジウム入りの「元気が出る水」や「化粧品」が市販され人々の体に取り込まれ、被害を拡大した。

酷いことには開発者は人体に悪影響があることを知っていて、研究室では終始防護服を纏っていたと言われている。

すなわち時計文字盤製造業者、飲料水メーカーや化粧品会社は毒性を認識していたはずだ。何れにしても体に取り込むものには万全の注意が必要だ。

江戸時代、化粧品の白粉《おしろい》の鉛によって多くの婦人や役者が病を得た。

更に私が若い頃見聞きした事件に、水俣公害問題、阿賀野川イタイイタイ病事件、足尾鉱毒事件、夢の物質と言われ期待の大きかったＰＣＢによるカネミ油症事件。

医薬品も怖い。日本で１９５８年頃から使われた催眠鎮静剤「サリドマイド」によって千人以上の障害を持った子供が生まれた。この薬はいくら飲んでも自殺が出来ない程安全というような触れ込みで、多くの妊婦が服用した。

被害者「白井（旧姓 辻）典子さん」の成長過程が紹介され大きな衝撃を与えた。典子さん本人が足で毛筆を掴んで文字を書いている姿が今でも鮮明に目に浮かぶ。

又断熱、絶縁性能に優れた石綿（アスベスト）が肺疾患の原因になるので使用禁止になった。以上は本人が全く意識なしに体に取り込んでしまって起きた疾病である。

今また新型コロナウイルス治療薬としてアビガンが承認されそうであるが、サリドマイドと同じような催奇形性を危惧する学者の意見もあって心配である。

そして２０１７年、韓国で鶏卵から殺虫剤成分が検出された、原因はノミやしらみの駆除に使用した殺虫剤成分が卵に移行したとの研究結果が出た。怖い話である。

私達は戦中戦後シラミやノミには大変悩まされた。BHC、DDTが持ち込まれ我ら学童の坊主頭やオカッパ頭にバサバサとかけた。シラミ、ノミたちは一斉に消えた。

米国の力がいかに大きいかを身をもって知らされた。

ところが、これら殺虫剤は猛毒なものだと云うことで其の後禁止された。

こんな怖いものの使用を国家が許可していたのである。

先日農資材の営業マンから、今までは真っ赤な苺を見るたびに「綺麗だ、美味しそうだ今日は買って帰ろう」と思っていたのに今は「苺を食べる気がしない」という話を聞いた。ある日、資材配達で栽培ハウスを覗いたところ、消毒の真最中だった。

それ以来苺が食べられないという。苺は皮を剥くことも出来なければ、ゴシゴシ洗うことも出来ない。

勿論これらの農薬は人畜無害なものとして許可されているものだ。しかし将来禁止薬物に指定されるかもしれない。

苺に限らず、多くの作物は栽培に当たって種の消毒から始まる。そして生育に従って除草剤、病害虫の防除等、農薬無しの栽培は極めて難しい。私が今年蒔いたトウモロコシの種も赤黒く着色された薬品で処理されていた。

ベトナム戦争では枯葉剤でベトちゃん、ドクちゃんを始めとして多くの障害を持った子供が産まれたのは最近のことである。

先ほどの鶏卵のように食べる部分に農薬が移行していないと言えるだろうか。

その上、着色料を始め食品添加物は数限りなく多い。相乗効果が殊の外危惧される。

時が過ぎて化粧品の鉛中毒や、キュリー夫人の命を奪ったラジウムの二の舞はないのだろうか。第二第三のベトちゃん、ドクちゃんや辻典子さんの二の舞はないのか心配は尽きない。

大きな声で叫びたい、せめて人工的な一切の食品添加物は禁止するべきだ。

食品添加物については本書の各所に出てくるので参考にして欲しい。

国や製造業者の責任は勿論であるが、消費者が賢くなって買い求めなければすぐ解決することでもある。

拙書が人類の危機を回避する貧者の一灯になればこんな嬉しいことはない。

添加物の話とは逸れるが、ちょうど今（２０１９年11月5日）ニュースが入って来た、ある飲料メーカーが「ペットボトル」１７０万本自主回収すると発表した。飲むと下痢などの症状が出る可能性があるという。

製造工程上の問題だとの事、被害が未然に防げたことは不幸中の幸だ。

もし自主回収をしないうちに被害が発生した場合を考えると、慄然とする。

身体のことである、取り返しが付かない場合も想定される。商業ベースで提供されている加工飲食料は大量流通されているだけに怖い。

化学技術が発達した現在、悲しいことに、深山の湧水以外は安心して口に出来ないのかも知れない。

販売されている飲食料は、各種試験の結果許可されているのもだから、急激には体調を崩すことはないだろうが、それだけに長期にわたる摂取の影響が尚更怖い。

この間も下記の様な研究を見つけた。

●ファストフードで体内に「永遠の化学物質」の危険

米テキサス州にある工場のパテ成形機。このようなファストフードに施される包装は、PFASと呼ばれる化学物質でコーティングされていることが多い。

規制が始まったフッ素化合物PFAS。

ファストフードが健康に良くない理由はこれまで数々挙げられてきたが、また新たな問題が加わった。「PFAS」と呼ばれる化学物質が、人体に蓄積されている可能性があるというのだ。

最終更新：10月15日（火）17：57ナショナルジオグラフィック日本版

私は時々表明しているが、小食を旨とし、青汁は勿論各種健康飲料、他販売しているすべての飲料は口に入れない。薬は全く服用しない生活をしている。

私にとって口に入れるものに関して言えば、自動販売機、コンビニは全く不要だ。

要約すれば、健康は出来る限り口から物を入れないことに尽きると確信しているからだ。

私の飲料は「水道水」のみである。

徹底していることを誇りにさえ感じている。良い事ばかりである。

飲み物を買う必要がない、空き缶、空きボトルが出ない、従って環境に負荷をかけない、お金が要らない。

知らない内に消費している飲み物代金は1日1本100円として年間3万6千円を超える。

4人家族では大枚15万円が消える。筆者の「人体実験」の結果を踏まえて、こんな勿体無いお金の使い方を改めようではありませんか。

さらに自慢したいことがある。現在プラスチック容器が問題になっているが、筆者の家族はプラ容器の廃棄が非常に少ない生活を送っている。

止むを得ない容器もある、醤油の密閉式容器や納豆容器は捨てざるを得ない。

常識は必ずしも正しくはない

食事は朝昼晩1日3回規則正しくとる→誰が決めたのか？　これは近代の産業革命後、集団で仕事をするための方便である云々と、どこかで見た。

食事内容はバランスが大切、一見尤もらしい→然し誰がどのような理論に基づいて言っているのか。筆者曰く「食べたいものを食べたい時に、食べたいだけ食べるのが良い、ただし体重の上限を決めて」

更に大隅博士（ノーベル賞受賞）のオートファジー理論を検討すればするほど、現在のバランス理論はナンセンスであることがよく理解できる。

過酷な生活を30年以上して、91歳の天寿を全うした小野田少尉がバランスの良い食事、1日3回の規則正しい食事が取れただろうか、否である。

良質なタンパクを摂ろう、そしてビーガン料理

偏食はいけない、良質なタンパク即ち牛肉や、豚肉、魚を食べなさい、青魚を食べると血液がサラサラになる。

これらの動物蛋白が不足すると、血管がもろくなり、脳梗塞、心筋梗塞、所謂老化現象が進むので「積極的に良質なタンパクを取りましょう」いろんな情報が氾濫している。

「本当にそうなのだろうか？」私の何時もの台詞だ。

雑多に順序不動で疑問を投げかけてみたい、炭水化物や蛋白質のスタートは植物の光合成から始まる。

生き物はこの植物由来の栄養源から全ての生命活動を行なっているのだ。

動物は植物なしでは生きて行けない。

ここで「良質の蛋白質」を考えてみる。「植物を構成している蛋白質」と「動物の肉などの蛋白質」に違いがあるのか。

あるとすれば「植物を動物が食べて動物の体が構成されているのだから」植物を食べた牛や羊の消化吸収を経なければ優良なタンパク質へ変化しないのか。

一旦「動物のお腹を通さなければ人間にとって良質な蛋白質にならないのか」大いに疑問を呈したい。

私は動物のタンパク質は、植物のタンパク質と同じものと考えている。

もちろん、動物のタンパク質の密度は植物に比べて非常に大きい、違いは蛋白質の密度の多少だけと考える。

人間について、蛋白質の必要性を諸所で見聞するけれども、あえて動物由来のものを摂る必要性があるのか甚だ疑問である。

ましてや、ノーベル賞受賞者、大隅良典教授の研究で明らかなように、全ての生命は植物も含めてオートファジーを行なっている。オートファジー能力がない生命は生まれ出ることとさえ出来ない（オートファジーとは「体内で主に蛋白質のリサイクルを少なくとも数回行っている」こと）。従って、栄養士が「必要蛋白質を数値化している」けれどもオートファジー理論に従えば計算の1／5で足りることになる。嬉しいことにオートファジーによって、インフルエンザウイルス、梅毒ウイルス、癌までも吸収消化してしまう。こんなことが電子顕微鏡写真によって証明された。但し、体が富栄養でなく、飢餓に近いほどその効力が発揮される。貧乏人に嬉しい理論だ。

拙書で既に書いているけれども、親戚に老舗旅館の親父、同じく糸繭商の社長がいた。傍目にも贅沢な食生活をしていた。

接待の飲食は贅沢、豪華にならざるを得ない。この場合の贅沢とは主に動物の肉や魚料理である。

この叔父2人は短命であった。

2人とも明らかに動物蛋白過剰摂取が原因と断言できる。宴席を設ける場合、蕎麦やジャガ芋やタクワンだけと云う訳にはゆかない。そして接待する側は一人で相手は都度代わる。どうしても栄養過多になる。栄養過多にはよくよく注意しないといけない。

その点我が家の飲食は比較もできないほど下のレベルである、自賛したい。

我が家の飲食は美味しい、健康になった、出費が僅かになった、この様な事がすべて筆者の「人体実験」で会得した。
筆者の座右の銘「最高の贅沢は美味しいものを食べる事」「私にとって美味しい食事は世間で言う粗末な食事である」「だから我が家の贅沢な食事はお金がかからない」

偏食はいけないとはよく聞く話だ、しかし「本当にそうなのだろうか？」

蚕の飼育をしていたので知っているが、蚕の食べ物は桑の葉だけである。その他のものは一切食べない。完全な偏食である。それでも健康に育ち繭を作り、蛹になって、成虫になって、沢山の産卵をして一生を終える。これが偏食の結果なのである。

人間だけに偏食の害が出るのであろうか。


小垣佑一郎歯科医の著書、『あらゆる不調をなくす毒消し食』のタイトルに「栄養バランスはあえて偏らせる」という偏食の勧めと受け取ることとの出来る言葉を目にした。

偏食を可とする先生もいる。それに比較して拙著の主張は「偏食を可とするのではなく、偏食などのことは考慮することなく「自分が美味しいと思うものを食ってさえいれば健康的な食事である」これが筆者の「人体実験」から導いた結論である。

自然の中の動物のように自分だけの感性で食をとることを是としたい。

偏食、バランスの良い食事。この様な議論はナンセンスと言わざるを得ない。

「人間も自然の動物である」と原点に立ち返って、美味しく感じるもの、食べたいもの、だけを頼りにする食生活にしないといけない。

若い頃、農耕のために馬を飼っていた。畑の周りに生えている雑草を刈り取り飼料としていた。草束の中には当然馬にとって気に入らない草が入っている。見ていると馬はあの大きな口を開けて大きな舌を器用に動かして不味い草を弾き出しながら食べる。決して嫌なものは食べない。人間も偏食などを気にしないで、美味しいと感じる物だけを食べれば良い事に気づくべきだ。

人間以外は、己の感性だけを頼りにして立派な生涯を送っているではないか。再度言う「食べたいものを、食べたい時に、食べたいだけ食べる」。妥協することなく「美味しいと思うものを食べる」これが筆者の持論になった。ただし健康維持には自分の理想の体重を決めて管理することを条件とする。

飲食について、医師の資格を持った人が著作物で断定的な表現をするのを見かけるけれども、その道の資格者が言うと「あたかも真実なことである」と誤解され易い。資格者は疫学的な根拠を示さないで断定的なことを言うべきではない。安易に「長生きをする味噌汁の作り方」などと云う噴飯ものは書かない方が良い。無責任の責を負わなければならない。

筆者のように何時も「本当だろうか」と立ち止まって熟考することのできる人は良いが、大方の人は「洗脳されてしまう」

しっかりした疫学的な裏付けのない発表については、医師の肩書きを外さないといけない。

「医師資格を名乗って藁にもすがる思いの人々をその気にさせることは厳に慎むべきである、特に商品の広告に関連する場合は違法行為となり得るのではないだろうか」司法に聞いてみたいものだ。

偏食について

そもそも何故偏食が悪いのか、それは云うまでもなく必要とする栄養素をバランスよく取れないからである。私にもよく分かる話だ。

しかし管理栄養士等が持っている知識で偏食にならない料理ができるのか。

そもそもどんな物を食べたら偏食にならないのか、何方が決めた事なのか。

多勢を対象にした比較実験でもあるのか？

私はこの疑問について本書や別の拙書でも時々触れているので、参考にして頂きたい。

さて筆者は自分で納得する味を求めて妥協なしに食事をしてきた。その結果皮肉にも「料理をしない料理が美味しい」ことに気が付いた。

我が家の料理と言えば切る、焼く、煮る、蒸す、自分の好みで混ぜる、調味料は味噌、醤油、塩、酢、以外のものは何時の間にか使わないようになってしまった。

非常にシンプルなので。素材の味がよく分かる。

毎朝の味噌汁の具は季節によって様々であるが、煮干しの出汁をとり、馬鈴薯、里芋、茄子、インゲン、ホウレンソウ、白菜、ネギ、キャベツ、レタス、椎茸その他いろいろある。これに七色唐辛子、ユズ、蕗のとう等をちょっと入れる。その他に納豆1／2カップ。

野菜を何種類も入れると、実に美味しい味が出る。

毎日、こんなに美味いものは他に有るだろうかと感激しながら食べている。

(砂糖、ミリン、ドレッシング類、ソース、油はもちろん不使用だ、これ以外のものは使用していないので分からない)

私はいっさいバランスとか偏食とかを考えずに、美味しく感じるもの、食べたいものだけを長年食べてきた。美味しく感じると言うことは身体が必要としているからだ。

現在すこぶる健康である。長年美味しいものだけを食べてきた結果と確信している。

片や一般に料理といえば砂糖をはじめとして、味を付けたりいろんな食材を捏ねくり合わしたりして、素材その物の味が分からない状態のものを食べている。

食べている本人が要求している食材に直接的に接することが出来ない為にバランスを欠いた食事になってしまうのだ。

色々な素材と味が入り混じってしまうので、必要とする物、必要としない物を判別できない状態になる。結果的に、ある食材は過剰摂取、この食材は摂取不足といった状態がおきてしまい、いわゆる偏食になる。

味の濃い調味料を混ぜた食材は本来持っている材料の食感が分からないので、偏食になるのだ。

特に砂糖は食材の本来持っている味を壊してしまう（砂糖は麻薬参照）。

化学調味料や着色料、増粘剤、ましてや保存料などを使うことは最早「食べ物」とはいえない。

料理をすることによって人間が必要としている食材を探す能力を失ってしまうのだ。

天ぷら、揚げ物を好む方は多いが、これも本来の味を分からなくする。

結論：料理をしないことこそが、本当に美味しい食べ物が食べられて幸せになり、その上偏食にならず健康な体を維持できる要諦である。

この間、知人Pさんから「美味しいので愛用している」と云う醤油を頂いた。

Pさんは長いこと糖尿病である。

私は市販の食べ物を手に取ると先ず添加物の表示ラベルを見る癖がついてしまった。見ると以下の記載あり。

「原材料名：小麦、大豆、みりん、食塩、ブドウ糖果糖液糖、水飴、砂糖、鯖節、カツオ節、蛋白加水分解物、こんぶ／調味料（アミノ酸等）アルコール」

Pさん宅の食生活のありようが朧げに理解できた。やはり糖尿病患者が好む食味なのだと変に納得してしまった。

私は自分にとって真に美味しいものを追求してきた過程で「砂糖は味を壊す」ことに気がついた。自分は可能な限り砂糖を口に入れない生活をしている。理由は、その方が美味いからだ。以来、味に対する嗜好がすっかり変わった。砂糖は味覚を変えてしまう。

さらには砂糖を摂っていると、砂糖の結晶は食べると速やかに吸収されるので一見元気が出る。又ちょっと過剰に摂取すると、血糖値が高くなるので体が驚いてインスリンを分泌する、すると血糖値が下がる。すると糖がほしくなる。

この繰り返しの行く先に糖尿病が待っている（砂糖を全く摂らない食生活をしている私の見解である）。これが砂糖は麻薬であると言われる所以である。

さてPさんは砂糖を摂取する生活を続けてきたために「砂糖中毒」になってしまっていたのだ。

Pさんから頂いた醤油を小皿にとって舐めてみた。とても飲み込めるものではなかった。

これほどの甘味料が入った醤油を醤油と呼ぶことが可笑しい。でもこれを好む大勢の消費者がいることも事実である。我が家では頂いた醤油は食べられないので捨てる以外の方法がなかった。

砂糖中毒になった消費者は本来の醤油そのものではなく、この甘味料を美味しいと感じている訳になる。

アミノ酸と表示された調味料も同様だ。私は〝アミノ酸〟などの調味料も舌が敏感に感じるので食べられない。

大いに人気のあった漬物を代表例として各地の物産もアミノ酸などの化学調味料を多用していて残念ながら私には食べられない。

こんな例を挙げておきたい。「麻薬探知犬の活躍はニュースの映像で見ると、空港の手荷物などに鼻を擦り付けるようにして嗅ぎ回っている。麻薬の入った荷物を見つけると狂ったように前足でかきむしる」

実は「麻薬探知犬は麻薬中毒になった犬」なのだそうである。

砂糖中毒から脱却できれば、人間生まれた時のような真から美味いものを美味いと感じる世界が訪れる。

なお良いことには「美味いものを食べる」結果出費が抑えられることになる。

料理をしないことによって、偏食が防げることも確かである（別項に譲る）。

Pさんが砂糖料理を完全に離れて、個々の材料の持つ味を楽しむ事が出来るようになれば、必然的に糖尿病から解放されると確信している。

医師でない私だけにPさんに助言すべきかどうか誠に難しい。また醤油は好意で頂いたものだけに謝辞はどう言ったら良いのか迷ってしまう。

偏食が起きる理由は今まで幾度ともなく述べてきた。料理をするからである。味をつけて、かき混ぜて、色んな素材を混ぜ混ぜにして舌が何を食べているのか全く分からなくなるからである。

この間も知人からお焼きと、饅頭みたいな物を頂いた。手に取ってみると、切り干し大根とか他にも何か色々入っている。どうしてこうも色んな物を混ぜるのか。これでは人間は食べているものが何なのか舌が判断できない。好意で頂いたものであるが、私には馴染むことが出来なかった。

同じように料理の名人の記事が紹介されるたびに、これでは食事ではなく餌に近付いたと悲観しているこの頃である（家畜は、人間が家畜に聞きもしないで、あれこれ勝手に混ぜた餌を食べざるを得ない）。

結論：料理をすればする程、家畜の餌に近くなる。

日本には寿司がある、これは酢飯に魚を載せてワサビを少々付けて醤油で食べる。

こんなシンプルな食べ物がある日本を誇りに思う。

しかし将来寿司に砂糖醤油をつけて食べる時代が来るかもしれない。

家畜のことを考えてみる

家畜は人間が肉や乳を食し、毛を取るために飼育している。

その結果どうしたら少ない投資でより大きな成果が得られるかが課題になる。

近時問題になりつつあるのが、鶏のケージ飼育、乳牛のスタンチョン飼育である。

（英国では乳牛のスタンチョン使用が禁止されたとか）

自分の糞にまみれて生きる豚や肉牛達は人間にとって収奪出来さえすれば良いとする飼育になり、家畜の寿命や健康とは関係なしに短期間に勝負することになる。

まして乳牛はたくさん乳をとって、病気がちになった場合牛肉に回すことになる。

ここでは家畜の欲する餌ではなく安価で栄養価が高ければ良いのだ。


私が若い頃まで、馬や牛は使役が目的であった。老衰、怪我、病気で死んだ時には集落の近くにある「馬捨場」へ持ってゆき穴を掘って埋めていた。

違法を承知の上で、数人がかりで夜陰に紛れて、掘り返して肉を削ぎ取って持ち帰る輩もいた。

滅多に肉に有り付けない当時の人たちにとっては貴重品だったのだ。

長年苦楽を共にして来た使役牛馬を肉用に販売すると云う発想はなかった。家族の一員でもあった。

その後使役用の牛馬が動力農機の発達によって不要になる時代が到来した。我が家でも長年使役していた馬を近くの馬喰さんに引き取ってもらった。

まもなく馬肉になった筈である。

トラックの荷台に載せられ飼い主の私を不安げに見ていた。助けを求めて居るような馬の悲しそうな大きな目を今でも忘れる事が出来ない。

さて現代はあくまでも効率以外考えない飼育になってしまった。レンダリングプラントから出てくる油脂などが大量に飼料になっている。

牛の乳なので牛乳と呼んでいるが、中身は果たして本来の牛乳と同一に考えて良いのだろうか。

レンダリングプラントは屠殺した家畜の食料にならない部分の処理をしている。

家畜を屠殺すると約半分が食料として商品になる。残りの内臓、頭部、手、足、骨、などがこのプラントで処理されている。

また屠殺され食用に供された他の部位のおよそ半分（全体の1／4）が「糞尿」であると聞くとビックリするけれども、反芻動物の消化器の中には「糞尿」がその位あるだろう。当然この糞尿も一緒くたに飼料になる。

ここでは病気で倒れた牛や羊やその他の家畜が、場合によっては生きたまま大きな機械に飲み込まれてゆくという噂も聞く。

高温高圧の蒸気で殺菌され乾燥されて最終的には粉末になって再び家畜、家禽、養殖魚の餌になる。これは現代のおぞましい現実である。

（ただしＢＳＥの関連が疑われてから反芻動物を反芻動物の飼料にするサイクルは禁じられたらしい）

なお韓国では1年ほど前、鶏卵から蚤、虱の駆除に用いた、殺虫剤成分が検出されて問題になった。散布した殺虫成分が卵に移行していた事になる。

昔の素朴な家畜から提供されていた畜産物とは異質な物になってしまった。

スタンチョン飼育の乳牛、又ケージ飼育の鶏は我が子（卵）が生まれ落ちると、直ちにコロコロと手元から離れてしまう様子をどう感じているのか。

我が家でも昔鶏を飼育していた。産卵した卵を取ろうとすると親鳥が鋭く向かってきたのを覚えている。

現在はストレスいっぱいの酪畜製品が産出されているのも止むを得ない。


一方人間の食事についてもバランスの良い食事、偏食駄目、規則正しい食事、サプリメントや補助食品等あげればキリもないけれども。根は家畜に対する餌と同様、人間も動物が本来持っている、食べ物に対する好き嫌い、本当は何が欲しいか、これらの事を斟酌しないものになってしまった。商業ベースにすっかり洗脳され犯されてしまった。

魚、肉加工品の添付資料を見ると食品添加物はもちろんの事ビックリするほどの混ぜ物がある。

この辺で人間の食事に関しては効率第一の家畜に与える餌と同様の考え方を変えて、食事の領域に戻さないといけない。

私は食事に対して過去の豊富な経験から商業ベースでの洗脳を脱却出来たと自負しているこの頃である。

肉食の弊害

我が家では日常、肉、魚、卵、乳、米、パンを原則食べない食生活を送っている。嫌いではないけれども食べたい欲求もない。ここで肉食についての自分自身の人体実験を記してみたい。

自分が美味しいと感じる物を追求し続けた結果右記の食物を食べなくなった。

食べない理由があって食べなくなったのではない。「美味しいもの」を求め続けた食生活の結果である。

さて肉を沢山食べると臭いオナラが出る、誰でも経験している筈だ。

臭いオナラはよい香りとは反対の言葉である、誰だって臭いオナラを好むものはいない。

と云うことは、大きく捉えれば有害である証拠だ。

この有害物質が長時間デリケートな腸壁に接触しているのだ。当然腸壁が刺激を受ける。がん発生の誘因にもなる筈だ。こう云うと反論する方がいる、肉食動物は大丈夫なのと。

しかし肉食動物の腸は草食動物に比べて、非常に短くできている。

したがって食べた肉の腸内にとどまる時間がとても短いので腸内に有害なガスが発生する時間がない。また有毒ガスが発生してもさらされる時間が短い。

牛は完全な草食動物で、したがって腸が長いことに加えて、食べ物を反芻して消化を助け食べ物の有効利用を図っている。自然界は誠によくできていることに感心するばかりである。

一方我ら人間は雑食ではあるが、生き物を捕獲する能力は比較的劣っている。このことからも肉食にはあまり向いていない。

食事のことが本書に度々出てくるが以前「肉食から遠ざかっても健康に影響がないのか悩んだ」時期もあった。

しかし2016年のノーベル賞受賞者「大隅良典博士のオートファジー」理論をよく読んで〝目から鱗が落ちる〟思いを味わった。

「どのような生物（動植物）でも、自食機能（オートファジー）が働いて飢餓を克服してきた。体内で古くなって劣化した蛋白質を数回もリサイクルするのだと云う。飢餓になればなるほど能力が上がる。結核菌や、風邪ウイルス、果てはがん細胞すら自食してしまう。体が飢餓状態に近い時ほど自食作用が増強される」ちょうど空腹の猫がネズミをよく取るようなものだ。大まかにこんなことを教えられた。

肥え太った人が病気がちになるのも頷ける理論だ。

以来自信を持って現在の食生活を楽しんでいる。「人体実験但し自分の体で」から掴んだ結論がオートファジー理論によって証明された。

骨密度のまやかし

加齢に伴って「骨密度が低くなり骨がスカスカになる」と言われている。

筆者も老年の仲間入りをした、大腿骨を骨折した知人が多くなった。

ベッドから落ちた、畳の縁につまずいて転んだ、畑で草むしりをしていて転んだ訳でもないのに痛いので病院で診てもらったら骨折をしていた。

そして大抵の場合大腿骨の手術になる。

86歳の従兄弟が入院して手術、退院するまで都合4ヶ月を要した。

私は受けたことはないが、骨密度検査を病院では勧めるらしい。その後の治療にはもちろん投薬が伴う。

最近骨密度増強剤に関する研究結果を見た。

骨も体の組織である以上、常時新陳代謝によって古い骨を捨て新しいものに置き換えているとのこと。

この研究では「骨密度増強剤は骨の代謝を阻害する薬である。このため骨密度は上がっているけれども欠け易くなる」そんな内容の研究であった。薬のために骨が折れ易くなったのだ。

骨の新陳代謝を制限して骨密度は上がるけれども組織が新しいものに入れ替わらないので脆くなる。

このような薬剤は世の中にいっぱいあるのではないだろうか。

また以下の論文もある。

牛乳はカルシウムを豊富に含んでいる。したがって「骨を丈夫にする」と言われてきたが、実は牛乳も体内のかカルシウムを体外に持ち出してしまう性質がある。

肉をはじめとする動物タンパクも牛乳と同様である。

ちなみに北欧のフィンランドは牛乳の消費量が最も多い国であるが、骨折が特に多い国でもある。

以下はネットに載ったものの転載である。

【骨粗鬆症は牛乳をたくさん飲む欧米諸国に多いことを指すカルシウム・パラドックスという言葉があります。動物性たんぱく質は消化の過程で骨のカルシウムを使用するため、カルシウムが体外に排出されてしまうのです。つまり、食品にカルシウムの含有量が多いこと＝カルシウムが吸収されるという直接的な結論を導かないということです。

それでは牛乳を飲まないで本当に充分なカルシウムが摂れるのか。この問いには「象を見よ、象は牛乳を飲んでいますか」と答えよう。アフリカ象の巨大な骨格、2mにおよぶ立派な牙。あれはみな草や木の葉に含まれているカルシウムから作られたのだ。大地に根を張る植物は土壌のカルシウムを吸収して葉や茎に保有する。陸上の巨大な草食動物はみなこのカルシウムによってあのような巨体になった】

私は5年ほど前からヨーグルトを含め牛乳を飲まなくなった。牛乳が骨からカルシウムを持ち出すとの理論に接してからである。本当のような気がするのだ。

そのような背景があって、牛乳生産の実態に興味を持って研究をする内に乳牛飼育について大きな疑問が湧いてきた。


牛乳を効率よく生産するために各種研究が進められて、現在一頭から８０００kg搾乳している。特に乳量が多い牛は２００００kg出すのもいる、しかも牛乳は子牛の出産に依ってであるけれども、子牛には人工の餌を与えて、母牛の乳は与えないのである。

飼育環境は牛にとって劣悪で、繋ぎ飼育で草食動物なのに乾燥した肉片や魚粉をたっぷり与えて乳量の増加をはかっているのである。

このことから、牛が健康体でなくなり、その結果薬漬けになるなど色々な弊害が出る。この牛から良好な乳が出るとは信じられない。

「搾乳牛は家畜の中で最も過酷な条件で飼育されている代表格だ」と言われている。

ここまで家畜を虐めて牛乳を飲んで良いのだろうか。

虐げられた牛の環境を思い、牛乳を飲むことに抵抗を感じるこの頃である。

ビーガン（完全菜食主義と動物由来用品拒絶者）が自然に生まれてくる理由も理解できる。

ここ何年も牛乳を飲んでいない自分は救われた気分である。

皆さんはスタンチョン器具を見たことが有るだろうか、それは首枷である。まさに牢獄である。

英国では、放牧牛からの搾乳が法律で義務付けられたらしい、本来の姿だ。

私も濃厚飼料を与えない放牧牛の乳であったら飲んでみたい、多分美味しさも格別のはずだ。

乳牛の濃厚飼料の乾燥肉骨粉はレンダリングプラントで製造している。興味があったらネットで見て頂きたい。

水分の摂り過ぎも過食と同様大いに害あり

今年（２０１９年）は梅雨が長く寒い日が続いた。そして7月下旬から一挙に夏を迎えた。しかも例年に比べて暑い、ここ群馬県の北部M町でも毎日37度を記録している。

ＴＶ各局が口を揃えて熱中症を予防すべく小まめに水を飲みましょう！と繰り返しアナウンスをしている。「本当にそうなのだろうか」私のいつものセリフが出てくる。

ちょっと私の食生活（口に入れる物）の一端に触れてみたい。

朝、具沢山の味噌汁（納豆１／２カップ入り）一杯と自宅取りのスイカ少々、そして何時ものように緑茶を飲んで出社。

昼食までは何も（もちろん水も）口に入れなかった、昼食はすき家で牛丼（単品３５０円）と出されたコップ一杯の水を飲む。

５時半に帰宅し、毎日の慣例で先ずビール３５０cc缶、焼酎は１５０ccをレンジで燗をして更に熱湯を注いで２００cc。つまみはほとんど植物由来のものである。自家製味噌15ｇは美味しいので欠かしたことがない。

くるみ、トマト、ピーナツ入りの柿の種、時節柄カボチャのチン、茹でとうもろこしを食して夕食終了。風呂から上がって就寝前にウイスキー60cc、これで本日は終了。

この他には只の一口の水も飲んでいない（筆者は管理職）。

マスコミ合唱団の「小まめに水を飲みましょう」に対して大いに疑問を感じるのが、先ず小まめの定義である、数字で示さないと分からない。

小まめというのは、何分ごとなのか、あるいは何時間ごとなのか。

1回あたり何cc飲むのか、そして1日何回飲むのか。

飲みたくない場合でも飲んだ方が良いのか。

飲みすぎの弊害はないのか。

安易にのべつまくなし飲んで良いのか。

右記に対して小まめに水を飲むことを勧めている方々の回答を要請したい。簡潔に答えてほしい（前出：この言でみのもんた氏が訴訟を受けている）。

私の生活は以下の如し。

水は飲みたいときに飲みたいだけ飲むのが良い。

飲みたいとき以外は、飲んではいけない。

さらに言えば水の飲みすぎには弊害がある。

以下に私の経験（自分の身体での人体実験）を示したい。

夏になると決まったように水分を摂れ、年寄りは喉の渇きを感じ難くなるので小まめに水分を摂りなさい、マスコミは勿論、識者と言われる方々は口を開けば水分補給を訴える。

「本当にそうなのだろうか」

これほど水分補給を声高に言うには科学的な研究でもあるのであろうか。どのような研究が誰によってなされたのか、論文を見たい。

考えるに水分補給を無責任に勧めるのは、水はタダ同然なもので負担が少ない。飲み過ぎてもトイレが近くなるくらいで体調を崩すなどの心配がない。

小まめに水分をとりましょうと勧めてもその結果、効果はないにしても実害はないので責任が発生しない。理由はそんなところだろう。

その上発言者は知識人の如く見られる（少なくとも無知な人に教える立場になる）。

発言者の頭の中は空っぽなのに無知な人につけ込んで無責任な発言を繰り返し知識人の面をかぶって自慢げに振舞っている。そんなところか？

しかし水分の取りすぎが悪い結果を招いているとしたら罪作りもいいところである。

私は「自分の体での人体実験」から水分の取りすぎは決して良くないどころか弊害も大きいと結論付けている。以下は過去に何度か経験したことである。

ある日の午後、のんびりとお茶を飲んでいた。暇なのでかなりな時間大好きな緑茶を楽しんでいた。そこへ友人が来た、車のことを考えると酒を出すことは出来ないのでさらにお茶が続いた。突然便意を催した。トイレに駆け込み阻喪は免れたけれどもズボンを下すやいなや、肛門からドバッ！　と水のような便がほとばしり出た。皆さんこんな経験はないだろうか。

以上のことは、体が水分の摂り過ぎで胃腸機能が低下し体内に不要な水分が蓄積され、ヤバイと感じ取った筈である。

飲み込んだ水は一部大便に混じって出る。体内に吸収された水分は小便や汗として出す。

小便や汗は大便と異なり、必ず一旦体内に吸収され血液に入り各器官の働きを経て排出されている。

医師が水を飲むように勧める理由の一つに水分補給によって血液サラサラ効果をおっしゃる。このことからも飲んだ水は血液に一旦入ることがよく分かる。

胃や腸から過剰な水分を吸収すれば当然血液中のナトリウム濃度が低下する。人（生き物）は血液によって生命活動をしているのであるから、血液成分のバランスが崩れれば当然不調をきたす。血液以外でも体の組織が水分過多になれば弊害が生ずることは火を見るよりも明らかである。

そこで体が危険を感じて（摂り過ぎた水分を、尿を介して排出していたのでは間に合わないので）急遽大腸付近の水分をかき集めて肛門から排出したのだと理解した。こんな経験は、この時ばかりではない。皆さんはこんな経験はないだろうか。

水分とて、取りすぎは決して良くないのである。結論「水分は飲みたい時に飲む」これで十分である。

同僚の市山さん（仮名）は55歳、かなり太っていて、いつも汗をかいている。先日（２０１９年８月）は糖尿病で２週間入院した、そんな人である。

ある日の夕方四時頃、休憩室の冷水を５００cc入りの水筒２個に入れて次の作業にかかった。夕方なのに、如何してこんなに水を必要とするのだろうと不思議な感覚に襲われた。しかしこれは食べ過ぎの結果水分が必要になるのだとの結論にたどり着いた。

いつでもお互いに言いたいことが言える間なので、糖尿病で入院して退院した時、私の考えを伝えてみた。

糖尿病は人間にとって、とても恐ろしいものである、早速食べる量を半分にしなさいよ！とアドバイスした。

糖尿病が悪化すると合併症がおき、失明の危険がある。手や足に壊疽がおこることもある。

昔、人は自然界にあっては栄養過多どころか飢餓がいつも待ち構えていた。従って糖尿病などとは無縁であった。

ところが人間だけがすっかり自然の営みから離れてしまって、かなり自らを制しないと栄養過多になって各種病気を得る。

人類発生以来数百万年、飢餓の経験は豊富であるが栄養過多の経験は極々最近の50～60年のことである。体に栄養過多に対する備えが全くできていないのだ。

栄養過多になると糖尿病を発症する。命を守るために、先ず食べ物を探すことができないように目を見えなくする（網膜剥離など）のかもしれない。

しかし人は自分以外の人の協力で食べ物を得ることができるので、更に富栄養化が進む。結果手や足の壊疽が始まって食物の獲得を困難にして、生命の延長を図っているのだ。

これで餌の獲得は困難になる。

目が見えなくなる、手足の壊疽、これらの危険を理解し自覚して糖尿病にならない処置をしたいものだ。

ライオンやヒョウは誠に美しい、水泳選手他アスリートは美しい。美しく見えるということはとりも直さず健康体であるからだ。

不健康な人を見て美しいとは感じない。肥満、出っ腹、汗ダラダラ、その上食べ過ぎで臭いオナラときたら１００年の恋もいっぺんに吹き飛んでしまうだろう。

太り気味の人は体に着いた肉や脂肪は飢餓に備えた保存食だと認識するのが良いと思う。

私は10年ほど前66・５kgだったが、節食をして減量し54・５kgにした。身長が１６２cmなので。体重割る身長の自乗は20・８になる。

せめてこの値を22～23以内にしておきなさいよと同僚の市山氏や親しい人に話している。

フランスはルイ王朝時代の貴族は贅沢三昧の生活を送っていた。しかし美食を前にして生活の知恵を持っていた「口に入れた食い物を味だけ楽しむと側の器に吐き出して、また頬張る、この繰り返しが貴族の食事であった」とも言われている。

マスコミには各種サプリメント、医薬品、ほか口から取り込むものの効果を謳うもので溢れかえっている。薬になろうとなるまいと、ともかく買ってもらおうと虎視眈々である。

さらに企業の宣伝に医師が顔を出すことも多い、医師の肩書きが入ると途端に信憑性が増して来る。しかし私はすかさず例によって「本当かな」と問いかける。

以下は医師が関連する話題である（２０１９年12月29日読売新聞）。

「旭川医科大学の40歳代の教授が製薬会社の講演会の謝礼などとして1億円を超える金額を受け取っていた」医療の世界は我々の金銭感覚とは桁違いなのだと、改めて思い知らされた。

この1億円の支払いは製薬会社にとってどのような意味を持つのか。この教授のお墨付きで薬剤の販売を通じて償却できるのか。違法性はないのか。

疑問に思うのは小心者の私だけだろうか。

【厚生労働省は3日、胃や十二指腸潰瘍の治療薬「ラニチジン塩酸塩」にＮＤＭＡと呼ばれる発がん性物質が含まれている可能性があるとして、この薬を製造販売する各メーカーが自主回収を始めたと発表した。回収を始めたのは沢井製薬▽鶴原製薬▽東和薬品▽ニプロ▽マイラン製薬▽武田テバファーマ▽小林化工。「これまでに発がん性を示唆する事象は認められていない」「重い健康被害が発生したとの報告はない」としている。】（令和元年10月23日ラニチジン塩酸塩の自主回収）

こんな事もある。広告によく出てくるのが、深海ザメの軟骨、海老、カニ由来の〇〇エキス、フランスは〇〇海岸に自生するノコギリヤシの何とか成分。

良く考えてみると、これらは普通商売にならないものばかりの物品である。深海ザメを食用に供している話を聞いたことがない。海老、カニ由来のエキスといってもエビやカニの肉を削ぎ落としたあの硬い甲羅などで捨てている部位の利用なのだ。

フランスのノコギリヤシから抽出、わざわざフランス産を強調しているのはパリジェンヌを連想するのであえて、こんな所に顔を出させているのではないだろうか。

さすがビジネス、どんなものでも買う人がいれば商売になる。

でも広告が続いているということは売れている証拠、悲しい話ではある。

ちなみに我が家では緑茶以外全く飲み物は不要である、緑茶以外美味しい飲み物は見当たらない。

私は一切の容器入り飲み物は不要になった。

一方あらゆる会議、30分ほどの道路清掃、又新盆の挨拶ですぐ帰る来客に温かいお茶ではなくペットボトル入りの緑茶が出てくる。

プラスチック公害対策会議にまでペットボトル入り飲料が出る、笑うに笑えない話だ。

今ペットボトルが世界の海や自然を汚しまくっている現状を憂えると共に、自分はこの件に関して優等生であると自認している。


しかしこれが美味しいはずがない。2人家族の我が家で飲む緑茶は100g1200円、1回5gを急須にいれてふり出す。すると1回が60円。

一方ペットボトルの350cc入りの緑茶は1本80円くらいだろう。

元の茶葉、ペットボトルの値段、製造コスト、配送コスト、倉敷料、輸送費、問屋マージン、小売店マージン、それぞれの段階で経費がかかる。

こう見てくると、元の茶葉に多くの原価をかける訳にはゆかないと理解するべきである。結果「不味くて当たり前」筆者はこの類の飲み物は決して飲まない。美味しくないからだ。

最近は大変美味しくなった水道水に大いに満足している。

それなのに日本中ボトル入り飲み物が幅を利かしている。驚く事に遠くフランスの水もある。

急須でお茶を出すのが面倒なのだ。日本全国1日一人1本で計算すると、1億3千万人掛ける365本では、約500億本にもなる勘定である。世界ではどれだけになるのか。これでは地球が可愛そう。やがてブーメランになって我が身に襲いかかってくる。

筆者は添加物の入った飲み物や食品を味覚が受け付けなくなり、一切喉を通さない日々になった。

飲料として口に入るものは水道水のみとなった。節約できるお金は年間如何程になるだろうか？美味しいものを追求してきた結果である。まさしく人体実験の成果である。

ここで考えてみたい。食べ物が口から入って、五臓六腑の力を借りて体を構成する血、肉、骨、エネルギーを作り出す、そして人間が食べた食料にはかなりの水を加えなければ、化学変化を起こすことはできない。これが大食いの人が水を大量に必要になる理由である。

その上「小まめに水を飲みましょう」の合唱ですっかり洗脳されてしまっているから尚更確信を持って水を飲んでいる。

少食な私は朝の味噌汁、スイカ、お茶、昼食のうどんと麦茶を摂った以外、帰宅してビールを口にするまで全く水分を取っていない（私の食べ物は必要にして最小限の食事量であると思う、だから水分をあまり必要としない）。

そもそも水分の必要量はそれぞれの置かれた立場によって全く異なるものだと思う。

炎天下国道沿いの夏草刈りの人たち。近くにあるガラス工場で工芸品を作っている職人さん。ギラギラ光る太陽のもとでステンレス板を葺いている屋根ふき職人さん。

少なくとも置かれた環境を考慮するべきだ。結論で言えば水を飲みたいときに飲める環境であれば充分だ。

そして水分の必要量の異なる多食の人と少食の人を区別もなしに「小まめに水分をとりましょう」の無責任な連呼はやめて欲しい。

必要以上の水分摂取は百害あって一利なしを肝に銘じたい。

豆腐作り

我が家では50年ほど前まで、豆腐や味噌、醤油、納豆、コンニャク、甘酒、等を作っていた。それなりにノウハウがあって、経験がないと上手くいかない。

味噌は現在も、毎年欠かさずに作っている。

昔の味噌作りは、よく煮て充分柔らかくなった大豆を大きな木桶に入れ、藁靴を履いて熱い大豆なので汗を拭きながら潰していた。

よく潰れると、直径10㎝、長さが15㎝ほどの円柱型に丸め、藁で縛って天井の釘に掛ける。

天井に吊るしておくと、囲炉裏の煙で薄黒くなり腐敗を防ぎ発酵する。この大豆の麹化が上手くゆくと、立派な味噌ができるのだ。

大豆麹の出来が悪いと悲惨な食品となってしまう。捨てるには余りにも勿体ないが食べるたびに臭い。

再度作っても出来るのには時間がかかる。上手に出来るかどうかやってみなければ分からない。農家の嫁さんが泣く時である。

最近の味噌作りは大豆を柔らかく煮て簡単な人力機械でつぶす。冷めるのを待って購入した米麹、麦麹と塩と水を加えて混ぜ合わせる。空気を出来るだけ抜く様に手で押しつけながらプラスチックの樽に入れる。

約1年以上経ってから食膳に出す。購入した麹を沢山使用しているので大きな失敗がなくなった。子供たち家族も欲しがるので毎年大豆を30kg使用する。これで味噌が110kg出来る（味噌110kg中に塩分が12kg）。

朝4時に起床、2人掛かりでかまどに火をつけて、最後の片付けをすると夕方になってしまう。手づくりのせいか、手前味噌のせいかまことに美味い。知人からも時々どうしても分けて欲しいと言われる。

ちなみに筆者は昨年2018年1月以来晩酌に1回15gほど生味噌を欠かしたことがない。つい旨い！と口から出てしまうほどうまい。

前置きが長くなったが豆腐作りに戻ろう。

味噌、醤油、酒や納豆やヨーグルト等々の発酵食品は人間が消化吸収しにくい各種栄養物を微生物の力をかりて分解して利用し易くする。

日本人はこの発酵食品を多用している民族で大変効率が良いと言われている。

豆腐はこれとは違って発酵食品ではない。

豆腐は最近作らないが20〜30年前までは作っていた。大豆を洗浄し、たっぷりの水に浸して一晩ほど置く。

石臼にふやけた豆と水を掬い入れすり潰し、大きな釜で時間をかけて煮る。煮汁を布で漉す。豆のカスを布で取り去る（オカラになる）。にがりを加えて凝縮する。この塊を布で濾して余分な水を出し豆腐が出来上がる。

人間の体と同じで水分の介在がないことには、豆から豆腐はできないのである。

すべての食べ物は水の介在なしには栄養として体に取り込む事が出来ない。

食事から血や肉、骨、活動エネルギーを得ている化学変化は、豆から豆腐になる変化には比べものにならない程の複雑な変化を経ているはずである。

水分も必要であるし、五臓六腑の負担は如何ばかりのものか、若い元気なうちは兎も角、加齢と共に五臓六腑の処理能力は落ちてくるので食事は加齢と共に少なくすることを勧めたい。必然的に水分補給も少なくて十分になる。私の人体実験の結論である。

大食いの人は食べた物の消化吸収のために水分を多く必要とする。

また〝小まめに水分をとりましょう〟の合唱に洗脳されて水分を取り過ぎでいる人は用心が肝要である（水分の過剰摂取については別項に記載）。

空腹は錯覚

少食になれてしまった私は更に「空腹は錯覚である」との見解を持つことになった。

大方の人々はお腹が空いたから食事を摂っているのではないと思う。

「空腹は錯覚である」と知人に言うと怪訝な顔をして「君は冗談ばっかり言うね」と反応する。

でも私は大真面目なのだ。空腹も気持ちの持ち様で大きく変わる。例をあげれば多々ある。

栄養が足りている人の空腹はまさに錯覚なのだ。

若い頃手術で入院、点滴で何日か過ごした。不思議に空腹を感じなかった。お腹に何もないのに空腹を感じない。栄養が足りているからだ。

普通12時の時報がなると。腹空いた、昼飯だとなる。時報に気持ちが条件反射して空腹と思っただけだ。

昔は農家では力仕事が多かった。朝飯、10時休みのつまみ、昼食、小昼飯、夕飯、夜食、これほど私も食べた。今では信じられないけれども、楽しみの少ない当時は空腹を理由に食事を楽しんだのかもしれない。現在にも通じる事である。

「空腹は錯覚だ」と強く認識したことがあった、車の運転を10分~20分すると急に睡魔が襲ってきて閉口した時期があった。

誰でも食後の昼寝を経験している。午睡の気持ちいいこと、これに勝る贅沢はないと言えるほど気持ち良い。それでは空腹であったら睡魔は襲わないだろうか。

ある時、青森県弘前市へ行くこととなった。新潟まわりで片道550㎞ほど。

起床後お茶以外一切口に物を入れないで、今朝飲んだ緑茶の残りをペットボトルに入れ出立。

途中も持参の茶を口にするのみで休憩を挟みながら目的の弘前に到着。

少しも眠気が襲ってこなかった。なるほど食べなければ内臓を酷使しないので、体が休まって脳に充分血流が供給され眠くもならない。この様な体験ができた。

その後も遠方へ出かける時には食べないことにしている、食べなければ眠くならない事がよく分かった。

家を出て550㎞、到着まで休憩をとりながらであるから約10時間を要した。

宿に入って夕食にありつくまで、全く「空腹を感じなかった」。目的地までは今日中に着かなければいけない、睡魔だけは御免だ、この理由だけで空腹を感じることはなかった。自分の身体での人体実験になった。「空腹は錯覚である」が理解して頂けた筈である。

言葉の錯覚そして年齢のこと

「錯覚」が出て来たところで、言葉の錯覚について体験談（人体実験）を書いてみたい。巻末に「私の養生訓」を載せてあるので参考にして欲しい。言葉の重要性を会得したからだ。

私は何時からか言葉の重要性に気がついた。どんな事があっても「嬉しいね」と言う。ゴルフの当日雨予報に接し嬉しいねと言う。何を食べても「美味しいね」と言う。

すると案外事態が解決され良い方向に向かう。自身の気分も不思議に曇り空が青空に変わる。

皆さんが顔をしかめる様な事が起きても「嬉しいね」とつぶやく。この事が習性になって最近はごく自然にでてくるようになった。「嬉しいね」の出番は何処にでも転がっているものだ。

だが決して自分以外のことに関しては言わない。あくまでも自分の置かれた状態に対してのみ、「いいね」「嬉しいね」を言う。


現在「車で500㎞は屁でもない」といい「若い内でないとできないからね」と言う。パソコンやスマートウォッチ、ペイペイ、自宅の裏山でチェンソーや手斧を使って、薪作りなどしていると「82歳元気だね」と声がかかる。「我が意を得たり」と心の中で呟いて、だって「年を取ってからでは出来ないからね」と言う。

年齢を聞かれる、即座に「還暦が過ぎましたよ」と云う。

言葉は不思議だ、嬉しいね、美味しいね、良かったね、これで暗さが消える、前向きになる、希望が見える、辺りが明るくなる、良いことづくめだ。

また奥只見湖、檜枝岐村を通って仙台へ行ってきた。１０８０㎞あった。皆さんが凄いねと言うので「若いうちでなけりゃ出来ないからね」と言い返す。

人の幼老って何が基準なのだ。

アマゾンの奥地には、年齢の概念がない部族の存在が確認されているけれども、本当は誰も正確には分からないはず。産んだ母親が知っているだけ。誰でも人から聞いただけである。母親が嘘をついたかもしれない。昔は歳が分からない人がかなり居たらしい、もっともなことだ。

昔歳を聞かれて「裏の柿木と同じだよ」それでは柿木は何歳。私と同じ歳だよ。こんな話があった。かく云う筆者も、西暦があるから良いけれど昭和12年生まれであり、平成令和と過ぎてみると勘定ができない。

今はどこの部屋にも暦があり、新聞の欄外にも西暦、和暦の日付が載っている。一切これらをなくしたら皆さん案外自分の年齢が分からないのでは？

昔は早く働かせたいので出生届けを早く出した、と言うことを聞いたことがある。

４月３日生まれの友人は３月30日で届けを出している。

学年を繰り上げるためだ。逆の場合もある、繰り下げれば幼い時学友との比較で有利だから、と。

晩生《おくて》の私は生年月日を３月13日でなく４月３日にしてもらいたかった。

終戦時、中国で残留したために帰国後１年遅れて編入された友人のことを思う。

あの時、私もあやかりたいと思ったものだ。学友との比較で優位に立てたろう。さらに云えば、学年は1年単位では不公平だ。1ヶ月では無理としても、6ヶ月を単位として編成すればハンデーが緩和される。

ここで生年月日を、3年程ずらした人がいたらどの様な人生を歩んだだろうか。有利と思う。戦乱の続く時代はもちろん江戸時代であっても正確な年齢を知らない人がかなり居た筈だ。孤児は自分の正しい年齢を知っていただろうか。

季節の変化の少ないルバング島で30年間一人で生きた小野田少尉は正確な年齢を理解していただろうか。

還暦を過ぎたら国民すべて、年齢の概念を無くすることを声高に主張したい。

後期高齢者という暗示にかかって体調を悪くする人は多い筈だ。

私は年の話になると「還暦を過ぎましたよ」という事にしている、今まで怒った人はいない。「気持ちは若い時とちっとも変わらないのに、年のせいか疲れるね」とはよく聞く台詞である。

死刑囚に無害な点滴をする、この点滴が終了する頃にはお前は死ぬのだ。とよくよく言い聞かせながら作業をしていると、液が終わるのを待たずに死んでしまう。こんな話を聞いたことがある本当かもしれない。

ことほど左様に暗示の与える影響は大きなものがある。

ここで「後期高齢者」の呼称のことに突き当たる。以前から違和感を持っていたが、「年齢は上限を還暦まで」とすると、すべてうまく解決してしまう。これは我ながら名案だ。

「後期高齢者」こんな温かみのない呼称を誰が作ったのか、多くの国民に暗示を与えて不健康作りをしている。

では皮肉を込めて以下の呼称はどうかと問いたい、末期高齢者、臨終間近高齢者。

誰だってこんな呼称を意識すれば即座に体調を崩してしまうだろう。

昔は豊かな詩心があった。元服なんて素晴らしい言葉だと思う。人はこの日を境に立派に生まれ変わった。

一方かつては高齢になってからの呼称は還暦、古希、喜寿、傘寿、米寿、卒寿、白寿と美しい響きを持った素晴らしい文化があった。復活を願うばかりだ。

●年齢非表示法

赤道直下で季節に変化がない地域では年齢の概念がないことは当たり前かもしれない。

そもそも歳など意識することは不要な話だ。今後一切年齢を記録しない、「年齢非表示法」なる法律施行を提案する。

何か不都合が起こるだろうか、ゴルフ利用税が免除にならないこと位かな？

本題に入ろう。加齢に伴って消化吸収能力は確実に衰えてくる。還暦を過ぎる頃になると急に衰えてくるのが分かる。かなり多くの病気がその人にとって食事が多すぎるからである。

健康維持は自分の理想的な体重を設定して食事の摂取をコントロールすることに尽きる。

私がきめた理想体重は「体重÷身長÷身長」で私の現在の体重は：55kg÷1・62÷1・62≒21である。体重コントロールをしなかった10年前は66・5kgであった。

減量を思い立ち54・5kgになって止めた。簡単なことである、食事を減らせば出来る。

脳の手術を受けて3～4日点滴で過ごしたことがある。食事を摂らないのにお腹が空かなかった。栄養が足りていれば空腹を感じないのだ。

そう確信してから空腹を感じなくなった。空腹はこれまでの習慣で朝飯、昼飯、夕飯と時間がくると空腹になる筈であるとの思い込みがそうしている。

子供ですら遊びに夢中の時に食事も忘れてしまうことがあるではないか。

そもそも人間食べられないことが多かった。このために体には貯蔵養分として肉や脂肪が蓄えられている。一説によれば普通の肉付きの方であれば数か月は食なしで生きると云う。

太り気味の方が、お腹が空いたと言うのは真に可笑しい話だ。実際はお腹が空いていないのに気持ちが思い込んでいるだけなのだ。

私は現在空腹感を覚えない。夕方勤めから帰宅、玄関を入るなり「お腹が一杯だ」と言いながら玄関を開ける。

最初の頃、妻はジョークと考えていたらしい、ところが私は本音だった。

簡単にはお腹は空かないのだと思う様になってから空腹感とは縁遠くなった。

車で500～600㎞走る時は、目的地に到着するまで朝急須で注いだお茶を持参して飲むこと以外何も口に入れない、しかし空腹を感じる事はない。このことから分かることは、空腹は単に思い込みだけなのである。「空腹は錯覚」なのである。

●追加事項

「睡魔に関して付け加える事があるのに気がついた」

それは服薬についてである。

私は57歳の時、髄膜腫で開頭手術を受けた。それ以降の診療記録を保存していた。

最後に通院したのが2011年10月5日で、その時の処方箋を見ると、ロキソニン錠60㎎とムコスタ錠100㎎そしてレボフロキサシン錠100㎎の薬とある。

第三章の「高齢者の逆走事故」の文中で問題視した薬と全く同じ薬であった。

これが睡魔の誘発を助長していたのだ。

先ほどの弘前出張の時はすでに服薬を止めていた。それまでの車の運転を10～20分すると堪らない睡魔が襲ったのは服薬をしていた時期である。

●稲海氏の体調不良に関して

稲海氏（仮名）は72歳、私よりも10歳年下、今日職場で会話をした（2019年9月30日）。曰く最近力が出ない、意欲がなくなった等と何時もと違って情けない発言があった。72歳といえば今時老齢の部類ではない。

私は今でも「若いうちでないと出来ないからね」と言いながらどんな仕事でも嫌がらずにこなしている。

「歳を取ってからでは出来ないからね」と言いながら仕事をするのが板について来た。不思議にプラス志向で仕事が嫌でなくなる。

住まいの地域での「おてんま」仕事でも率先垂範、労を厭わず汗を流す。

稲海氏の言を聞いて、何時もの冗談かなと思ったがそうでも無いらしい。

でも体が不調の時こそ、言葉の魔術に接してみるのも良いのではないかと思った。

何くそと気分転換を図って貰いたい。落ち込めば貧乏神が喜ぶだけだ。

ちょっと気になる事があった。ヘビースモーカーで肥満タイプ。

どれも悪い条件である。但し飲酒はしない。

体重が多いことも疲労を加速する要因である。

１６２cmの私が66・５kgの体重を54・５kgに減量した。ちょうど12kgだ。

我が家に１個３kgのバーベルがある、かなり重い。このバーベルを４個も常時体にぶら下げていた事になる。筋肉鍛錬なら知らず良いことはない。足、腰、膝が痛い、痛くなる筈である。高齢になってから何時も12kgの荷物を抱えての生活はしんどい。急いでいて転んだりしたら、大腿骨骨折が待ち構えている。

早く「体重を減らしましょう」と助言。

続いて私の食事について持論を話した。体調不良の時、身体を休める1番の方法は食事を1、2回抜く事ですよと助言してみた。するととても空腹を我慢できない「無理」とのこと。

私：車で遠方出張時起床してから、夜まで一切口に物を入れない。しかし空腹を感じることはない、「空腹感は錯覚」と持論を展開した。

彼には私にできる事が出来ないのではなく、食べないでいると空腹になる、栄養が不足してしまうと云う錯覚を振り切れないだけなのだ。

若いうちは内臓、所謂消化能力の性能が良かった。しかし私から見れば若いと言いながらも還暦も過ぎて72歳ともなれば、さすがの消化能力も急速に低下している。

稲海氏の体調不良は内臓疲労の典型例であると思う。

稲海氏に私の経験を踏まえてアドバイスをした「現在の食事を取り敢えず半分にしなさいよ」と、あるいは1日1食にする。

1週間もすれば元気溌剌、気力も充実し、ちょっとスリムになって見た目も爽やかになる。何処かスッキリしない、ケダルイ雰囲気は消える筈。

この無気力そうな姿は、食事制限で短期間に改善できると確信している。まず1日絶食してみよう。再度いう【空腹は錯覚である】と。

錯視

錯視も錯覚の1種である、誰でも経験している事だ。

中天に輝く月は小さく見える、山の端にかかる月は大きく見える。どちらも同じ大きさなのに、これが錯視である。

錯視の例は様々あるが、ポンゾ錯視、フィック錯視の例は簡単なものだ。遠近法で書いた絵の中に、2本の同じ長さの横線を引く、すると絵画上の遠方に書かれた横線は長く見え、手前に書いた横線は短く見える。

同じ長さだと説明されても納得ができない。「遠方のものは小さく見える」と云う経験を通じた常識に縛られてしまっているからだ。

空腹も同様である。夕方になって今日はご飯を食べていない、食事を取らないと究極には死に至る。肥満で脂ぎって当分食事を取らなくとも全く心配のないタイプの人まで空腹の観念に浸ってしまう。

私は自分自身の体での「人体実験」によって「空腹は錯覚である」との経験則を得た。

強調したい。「肥満気味の人は半年一切食事を取らないでも大丈夫」と云う研究もある。

しかし食事は命の維持だけで摂る訳ではない。舌を楽しませ人とのコミュニケーションを取る手段でもある。大いに美味しい食事をとりましょう。但し体重管理だけは疎かにしないで。

再度言おう。人は日頃の常識に縛られていて、偽物と本物の区別が付かなくなっている。これが錯覚であり錯視である。お腹が空いてないにも関わらず、空腹を感じるのは大いに錯覚の世界だ。

ビーガン料理（超ベジタリアン料理）

ベジタリアンは知っていたけれど、ビーガンなる言葉は最近知った。

動物由来のものは食べない。利用しない人もいるという。

エシカル・ビーガンと言われる人は皮の財布や靴、絹布、チーズ、蜂蜜までも使わず、徹底して動物の苦しみを無くしたいと考える人々のことだそうである。

生糸にしても繭から繰糸する時には中にいる蚕の蛹を煮沸して取り出すのだ。

皮革に至っては生き物の皮膚を剥ぎ取ったものである。

英国では「エリザベス女王が今後毛皮で出来た衣類は買わない」と宣言された。

ビーガンのことを思うと、すごい人達がいることに心底驚いた。動物をむやみに苦しめるのはやめよう。

群馬県にも豚の屠殺場がある、豚の出荷に立ち会ってここを訪れたことがある。屠殺場に近付くとトラックの荷台の豚が異様な雰囲気になった。私は屠殺場に近づいても何も感じなかったけれども、荷台の豚達は恐らく屠殺される仲間の悲鳴が耳に入って来たのではないだろうか。

きれいなショウケースの精肉を見ると何時もチョット気が引ける。

狂牛病（ＢＳＥ）が大きな話題になった事がある。動物の肉の流通を含めて人間のワガママが何時まで通用するのか心細い気持ちになる事がある。

ネットで「レンダリングプラント」の映像を見るにつけこんな事で良いのかなと思う。動物の肉を食用に供するにしても、もっと慎み深く遠慮がちに食べる方が良いのではないだろうか。命には魂があるのだ。

以前高名な量子物理学者が、人は死んでも「小さな霧の様な姿で分散して宇宙を漂い続ける」と言ったという話を聞いた。人間以外の動物でも命と魂がある。

私達は、店頭に並んだ精肉を見て動物を殺して切り刻んだものとは感じていない。肉を食用にするために屠殺を誰もが認めるのであれば、屠殺場をオープンにして小、中学生にも見学させる。これだけの勇気がある人がいるかどうか。やはり誰にでも屠殺には引け目がある。

私が若い頃（60年前）は兎や鶏を飼育していて、時々捕まえて喉を刃物で突き刺し血を抜き食用にしていた。上手くゆかないと、絶命するまでに時間が掛かって大変な事態となる。

この当時は美食のためというよりも、自分たちの命の糧と認識していた。

当時は自分の手で殺していた、だから家畜を殺すことの引け目を肌で感じていた。

申し訳ない気分も味わっていた。食肉と屠殺の関係は子供でも誰でも見ていて知っていた。解体の手伝いや後先の片付けもした。

しかし今精肉製造工程を見る事がないので、精肉はリンゴやみかんと何ら変わらない単なる食品と化してしまった。このまま無制限に無感動に動物の屠殺を繰り返して良いものかどうか疑問が湧くこの頃である。

飲酒と食

ある医師が「あなた、お酒を飲んでいますか」と聞く。「1合は薬、それ以上は毒ですよ」とその他の識者もそんなことを言う。

無責任だと思う、酒1合の根拠を聞きたい。酒飲みの自分を正当化するために言っているのではない。

これも自分の身体で「人体実験」をした事実を言いたいだけである。

母が危篤の晩以外毎日飲んでいる。最近は減ったけれども、それでも清酒換算で約2・8合ほどだ。（ビール350cc、25度の焼酎150cc、43%のウイスキー60cc）

20歳から飲み始めて以来、毎日62年間飲んでいることになる。若いころは当然のごとくに飲みすぎてゲロを吐いたり、ゲロを吐くまで飲まないと飲んだ気がしない時期もあった。

雪の積もった田んぼの土手で寝たこともある。

先生の言の如く「酒1合以上は毒」であるなら私は生きていただろうか？

知人、友人にも大酒飲みが大勢いる。早世した者、中気（脳卒中）になった者、施設にお世話になっている者、しかし必ずしも酒飲みばかりではない。

全く因果関係は分からない、現に大酒飲みを自称する私は元気そのものだ。

どうして酒1合以上は毒なのか、根拠があるのか。

ことほど左様に世間の常識、医者の言、根拠があやふやなことが誠に多い。

肝硬変その他、酒が災いすると言われている。病気は本当に酒のせいなのだろうか。

私はこれだけ長期にわたって酒を飲んでもアルコール依存症にならなかった、世間の「依存症さん」はどれ程飲んだのかな？　何時ものように「本当にそうなのだろうか」と言ってしまう。


勿論飲みすぎは悪い（当たり前だ、過ぎるとは＝悪いことなのだから）、病気を伴う、それでは食いすぎは如何であろうか。

ここで飲酒にまつわる話をしよう。昔から酒で身体を痛めたり、小原庄介さんの様に、身代をつぶしたりと話題は多い。

自分の身体で人体実験をしている自分にとって大いに疑問を感じているので、ちょっと疑問点に触れてみたい。

肝臓を痛めたり、糖尿病になったり、痛風、脳溢血、脳梗塞、胃がん、胃潰瘍、その他酒にまつわる真面目くさったお話は限りなく聞くけれども「本当にそうなのだろうか」。

そもそも飲まない人はこの様な病気とは無縁なのか。

そんなことはない、病気がそんなに単純なものであるならば、ことは簡単である。


さて確かに飲酒のチャンスが多い人は昔から太っていてちょっと赤ら顔で、豪傑そうな人をイメージする。これらの人が病を得ると「酒をいっぱい飲んだからなあ」と一言で決められてしまう。でも筆者は大いに疑問である。

貧乏な時代、清酒やビールが飲める人、特に税金の高いビールが飲める人はよほど恵まれた立場にいた人たちである。貧乏人は焼酎党にならざるを得なかった。

若い頃貧乏な私はビールを自宅では飲めなかった。なぜか。ビールは冷蔵が必要だからだ。冷蔵庫が我が家に無かった、入ったのは多分50年ほど前からである。

コップも無かった、流石に井戸水で冷やしたビールを丼で飲んだ時は不味かった。

読者諸兄も一度、井戸水（14℃）で冷やしたビールを丼で飲んでみて欲しいものだ。

肴といっても、刺身や牛肉、豚肉がある訳もなく、精々、目が変色した塩サンマか煮干しを炒ったものだった。

ビールは料亭や上店で飲むほかなかった。

接待が多い立場の人は酒の肴をかなりつまんだ筈だ。筆者の経験ではアルコールが肥満の原因とは考えにくい、むしろ飲酒時の肴が大いに肥満そして病気の原因と考える。

子供の頃チョコレートは大好物であった。食べていると親が必ず「そんなに食べると鼻血が出るぞ」と脅かす。その時はそんなものかと思っていたが。今思うと貧乏家庭ではチョコレートは酷く高価だった。財布とにらめっこして子供が食べるのをハラハラ見ていたのだと思う。

そんな時代、料亭での酒は庶民には無縁だった。

飲み過ぎて、肥満、糖尿病、脳卒中のお大尽さんを何人も見聞きしてきた。

実は酒の飲み過ぎではなく、肴の食べ過ぎでこの様な病を得たのだ。

飲酒で病を得たというのは勘違いも甚だしく。作られたまさに錯覚の世界だ。

酒は発酵によって、人間が何の苦労もなく体に取り込める優れものなのだ。飲めばすぐ赤くなったり温くなったりと吸収されていることで分かる。

もちろん飲み過ぎはいけない、当然である、「過ぎる」とは悪い事なのだから。

●飲酒とつまみ

「お酒を飲むときは、何か食べながら飲め」とよく言われる。「ちょっと油気の多い物の方がベターである」これは良く聞く言葉である。

本当だろうか？　自分の体での人体実験から、それは間違いだと言いたい。

確かに何も食べないで飲むと酔いが早い、空きっ腹だったから酔い潰れてしまった。よく聞いた話だ。物を食いながら飲むと中々酔わない。いくらでも飲める。酒呑みはこんな経験をしているはずである。

自分の人体実験の結果、次の結論に達した。

食べながら酒を飲むと、簡単には酔わないけれども後を引く。後で苦しむことになる。

何でこうなるのか。時系列で考える。

食べずに飲む→アルコールがストレートに消化器に触れる、吸収される、血中にアルコールが入る、脳が感じる、酔いが回る。

食べながら飲む→食べ物とアルコールが混じり合う、消化器に触れる、この時アルコールは食物と混じり合っているので吸収され難い。食べ物が多いほどアルコールはゆっくり消化器の中を移動しながら吸収されてゆく、従って急激に酔わない。しかし時間が経ってからジワジワと効いてくる。

肴もトロの様な脂身、または油を使った料理を食べると油が食べ物をコーティングしているので消化器に吸収されるのがもっと遅くなる。食べ物が排出されるまで吸収され続ける。

結果的に酔いを少ししか感じないままアルコールを摂取し続けることになる。

肴を食べれば食べるほど酔いが遅くなるのでアルコーも多く飲める。その結果栄養過多になって糖尿病や痛風その他の大尽病の原因を作る。以上私の人体実験の結論である。

要は肴でも脂分が多いほど消化器壁や食べ物をコーティングしてアルコールの吸収を遅らせて酔い

も遅らせて、その結果アルコールも摂りすぎる。肴も取り過ぎて富栄養になって諸病を併発する。私のこんな理論を聞いてお医者様はどの様に受け取るだろうか。

食品添加物

昨年親しい人から緑茶を頂いた。S茶園の高級茶葉との触れ込みであった。期待して一口飲んでみた。裏切られてしまった。私の味覚には全く合わないのだ。化学調味料独特の味覚である。うまみ調味料でもまぶしているのかなと疑うほどだ。今年も同じ方からS茶園の同じ銘柄の茶葉を頂いた。昨年の物と同様な味香りで飲めなかった。後日このお宅を訪問した時お茶を出してくださった。以前こちらで頂くお茶は美味しかったので何も考えずに一口のんだ。あれッと思わずつぶやいた。化学調味料の味なのだ。一口飲んで適当にその場を壊さないように胡麻化して帰路に就いた。

私は日常化学調味料を使った料理に接していないので良く分かるのだと思う。複雑な気分にさせられた。友人はこのお茶を美味しく飲んでいることになる。

そういえば、以前京都旅行中に京料理を何回か食したことがあるけれども、期待に反して全く口に合わない。

帰路品川駅で配られた名物弁当も一口頬ばって、吐き出した経験がある。

以下抜粋

夕食は新幹線の品川駅で持ち込まれ配られた名物の「深川めし」だった。弁当を開けて見るとアサリと牛蒡の煮付けが茶飯の上に載せてある。美味そうだった。一箸口の中に放り込んだ、え！と絶句した。私には食べられない！口に入れた料理を吐き出さざるを得なかった、妻もちょっとつまんで止めてしまった。

私達は日本人として食味に対してかなり変人の部類になったようだ。しかし私たちが間違った食生活なのか、私たち以外の多くの方が誠に変な食事をしているのか。と問われれば私たちが正しい健康的な食生活をしていると思う。

我が家では一切の添加物はとっていない。

長い期間食べたことのない、食品添加物に対して非常に感度が上がっていたのだと思う。

この弁当の原材料表を見ると、下記の如く有害の説もある添加物が幾種類も入っていた。

PH調整剤、VB1、リシン、トレハロース、増粘多糖類、凝固剤、水酸化CA、酸化防止剤（VC）、リン酸塩（NA）、保存料（ソルビン酸K）、漂白剤（次亜硫酸NA）、カルチノイド色素、香料、酒精、ゼラチン。

添加物は一つだけ使用することは稀だ、何種類も入れる、相互作用の心配は必ず起きる、皆さんはどう考えますか。我が家ではこんな料理は受け付けない。我が家の日常が正常であると自信を持って表明する。世間一般の人が間違っているのだ。

追記：駅弁といえば、店頭で売られている食品と違って、購入者は比較的短時間で食べるものだ。何故これほど保存料と添加物を使用するのか。不思議の他はない。

更に朝食はやはり駅弁の「お粥」が出た。粥は好物なので喜んで蓋を開けて見るとフックラと美味しそうだった。一箸口に入れた、異様な食感だ。

そこで添付の説明書に目を転じると、添加物が入っている。1番目についたのが膨張剤である。

後日調べたところ粥は時間の経過によって、ご飯粒と水分が分離して弁当の様なものには不適当なので、膨張剤を使用して分離しない処置をしている、とあった。

私の味覚が正常なのか、この粥を美味しく食べている人たちの味覚が正常なのか、問われればこれも又自信を持って自分が正常だと答える。

日本人の味覚は「砂糖と化学調味料中毒になってしまった」のではないだろうか。

多種多様な化学調味料、着色料、香料、増粘剤、保存料、甘味料、酸味料、膨張剤、それに加えて砂糖を多用している。列記するうちに胸が悪くなってきた。

この国の将来は大丈夫なのだろうか。大いに心配である。

友人曰く「君は災害時配給される食事が食べられなくて死んじゃうね」その通りだ。

現代の食事は美味しさと栄養と安全を与えてくれる食料ではなく、見てくれ、流通上の都合等々のためにすっかり変形してしまった。簡単に言えば健康よりも経済行為優先と云うことか。

大多数の人々が正常な本来の「各種添加物を感じ取れる味覚」を失いつつある。

国民の大切な食品に何が混じっているのか見当もつかない。この国が滅びる姿を大きなスクリーンで見ている様な不安にさらされた。


消化吸収を機械に置き換えてみたら如何だろうか。

人は日頃体を維持するために摂食を繰り返している。摂食しなければいずれ生命が維持出来なくなる。

食べ物が口から入り、咀嚼し、食道、胃、小腸、大腸、直腸を通過し肛門から排出される。

その間各種の消化吸収作業を繰り返して人の体になり、また必要なエネルギーに変換されてゆく。

五臓六腑がフル回転しているのだ。

消化吸収作業を人工的な装置に置き換えるとしたら、どのような装置になるであろうか、膨大なものになるだろう。

噛み砕く機械から始まる、飲み込む、胃は胃液を加えながら攪拌、破砕を繰り返す、小腸、大腸、結腸、直腸、やがて肛門から排泄となる。この間アミノ酸などに分解されて体内に吸収されるわけだ。

吸収された栄養物は、五臓によって血や肉骨になる。機械ではどのようになるのか。無駄がない生命体の不思議に感心するばかりだ。

結論として五臓六腑を大事にしなければならない。「食べ物は必要にして最小限の物とする」ことの心掛けが求められる。食べすぎは禁物で、先ず眠くなることでも負担が掛かっていることがよく分かる。

以上述べてきたことは「摂食は体に大きな負担を掛けて行われている」ことを認識するためである。若いうちは消化吸収能力が高くて感じないけれども、年齢を重ねるとちょっと食べすぎても各種障害が出ることからも分かる。

食べ過ぎはいけない、良いことは何も無い。減量体験で会得したことである。

老化と水分

家の周りにある作物や草花は日頃見ていて変化の早いものが多い。春植えたカボチャやスイカの蔓や葉がこの間まで元気に育ち、大きいものは10mも伸びて繁茂して立派な実を数多く付けてくれた。秋9月、すっかり萎れて細くなり、暫くすると更に萎れて哀れな姿になった。

これが老化というものだ。

細胞に水分を保持できなくなった姿である。老化とは枯れることである。

流石の縄文杉もやはりいつかは、細胞が水分を保持できなくなって乾燥し枯死する。

人間も体の細胞が水分を保持できなくなって、皮膚に皺ができ指先に水分がなくなり、つい茶碗を落とし、紙幣が滑って数えにくくなる。

このように水分を保持できなくなった体に「こまめに水分補給」をすれば細胞が水没してしまう。「必要にして最低限」の水分の摂取を推奨したい。

これに比べ幼児の肌を見るがよい。何とみずみずしく、可愛らしく本当に食べてしまいたい様だ。これも細胞にしっかり水分が保持されているからだ。

「枯れ木の朽ちるごとく」とは人間の大往生の時の表現である。

どんなに水を飲んでも細胞が水分を受け付けなくなってしまう。

漢方には「水毒」の考え方がある。また西洋医学にも水の取り過ぎは毒という研究が存在する。

健康には小食と食べないでいる時間の長さが何より大切だ。

このことは前にも繰り返し出てきた言葉である、改めて強調したい。

特に年齢を重ねて高齢になった今実感していることである。

この思いは加齢とともに大きくなる。還暦頃が境い目だろうか。

考えるに人間は口から食べ物を取り込み、様々な物理的、化学的な処理をして栄養として体に取り込み生命活動を行っている。

この時の消化吸収作業を機械装置に置き換えて考えるときどれほどの装置になるのだろうか、現代の先端技術で作製しても想像を絶する膨大で複雑な装置になる（前出重複）。

この食い物の処理には水を必要とする。大食いは水の大飲みにつながる。若いうちはすべての臓器が新品で性能が良くてかなり無理な食事を取っても、何とか処理できる。飲酒を考えるとよく分かる。筆者も若い時はよく飲んだものと今でも感心する。気のあった友人と旅行にゆくと朝から晩まで酒浸り。２泊３日ではどれほど飲んだか見当もつかない。その上悪いことにゲロを吐かなきゃ不満足。

今こんなことをしたら死なないまでも病気になってしまうし、第一飲めない。

私がここで何を言いたいか。人間は日常食物の消化吸収作業を平然とこなしているけれども、内臓は大変苦労をしているのだ。

健康でいたいなら「食事の量を減らしなさい」「必要最小限の食事」で満足しなさいと声を大きくして訴えたい。

私はこのことに関しても自分の体で「人体実験」をしているので自信がある。

人間以外の動植物は自然な物しか食さないのに、人間だけが食べるために多種多様な工夫を重ね加工をほどこしている。その結果多食になる。

多分５００年ほど前までは加工と云っても切断、粉砕、乾燥、塩蔵、煮る、焼く、混ぜる、発酵処理ぐらいであった。

以下は人間の食べ物の逸脱ぶりについて考えてみる。

●加工食品の逸脱

現在私たちの食べ物は、食べものなのか美術工芸品なのか区別がつかない有様になっている。これで良いのであろうか。人類にとって禍根を残すことは目に見えている。大いに警鐘を鳴らしたい。

各種添加物は他に譲るとして先ず着色料を取り上げてみたい。

かつて何もない時代、紅ショウガなるものがもてはやされた。食欲のない病人を励ます工夫であったかも知れない。しかし今着色料の大量使用は目に余る。大方の人が爬虫類を嫌うように私は着色した食品を嫌う。

自然な物と異なる色の食品は私の目に入るとき胸が悪くなるのだ。

ほんの一例をあげると、知人が田舎の「道の駅」で買った赤飯が食紅で着色されていた。小豆で着色した色とちょっとしか違わないのに僅かな色の違いが私には酷く嫌なものに映る。

地域の方が加工し販売する赤飯にどうして食紅を使うのか気が知れない。どうして小豆で着色しないのか。食味も小豆使用と食紅使用では大きく異なるのに。

又有名な山口県のカマボコを頂いた。カマボコの表面が毒々しい赤色（正確には赤のようなピンクのような自然界には見当たらない着色）であった。

如何して食品に色を付けるのか。消費者は喜ぶのであろうか。メーカーの考え違いではないだろうか。

仮に日常食している味噌や、醤油がピンクや黄色であったら皆さんどう感じるだろうか。さらに牛乳や卵焼き、大根、白菜、ご飯を赤や紫に染めたら皆さんは喜んで食べるだろうか。白いご飯をピンクや紫に染めたら流石に誰も食べないであろう。

しかし販売目的で作られている食品の多くにはこの様な装飾のための着色が為されているのである。巷で売っている食品を良く観察して欲しいものだ。

将来ピンクの味噌や、真っ赤な醤油が当たり前の世になるかもしれない。販売している沢庵漬けは自然な黄色ではなくなった。

多くの菓子類は色を付け、保存料、香料、膨張剤、ラップで包み、箱に工夫を凝らし、上げ底にして、少量の菓子を大量に見せ全体の包装も豪華だ。すでに食品の枠から外れている。

コストの中に占める純粋な食品の比率は非常に低いはずだ。

食品ロスのことが喧伝されているけれども、高級そうに見せるために、少量の菓子を豪華包装で包み色や形を芸術品顔負けに成型している。

このコストこそ食品ロスの最たるものだと思う。

味噌や醤油の、そのままの色を見て不味そうに思う人がいるだろうか。百害あって一利なしの最たるものは食料品の着色だ。

さらに日本の菓子類の過剰包装は世界的に見ても異常であるとの意見が多くある。イギリス土産に頂いたお菓子の包装は素っ気無いほど実用本位のものであった。食べた後に出るゴミも知れていた。

ここで声を張り上げて提案する。

「食品の添加物を法律で禁止する」

食品添加物（含む着色）を徹底的に排除しようではありませんか。不要なのだ、有害の恐れもあるのだ、誤魔化しの良い例だ。騙されてはいけない。

食べなければ治るのに

体調不良の時、食欲がないことは何方でも経験している。寝不足、寝冷え、風邪気味、夜更かし、飲み過ぎ、暑さ負け、体調不良は何時も身近にある。

こんな時どこの家庭でも口当たりの良いもの、栄養の有りそうな食事と、ましてや可愛い子供なら心を砕いて夜も寝ずに世話をしたくなる。

ところが食事は体力を消耗する行為なのだ。「食が進まない」。このことは取りも直さず体の反応だ。ここで感情を抑えて食事を控えれば体は急速に快方に向かう。

体が体調を整えるために食欲不振にして節食を試みているのに、お節介にも無理に口から食べ物を入れようとする。

体は食べ物の処理に能力を奪われ不調を治すことが阻害されてしまう。こんな時はジッと我慢の子になって食べさせない工面をするべきだ。僅かの時間食事が取れないことで体調を崩す心配はない。身体に付いている肉や脂肪は立派な携帯弁当と心得るが良い。私が少食を続けている「人体実験」から得た貴重な収穫物である。

断食というと恐ろしい雰囲気があるけれども、何方も試してみる価値がある。

自然物の旨さ

私は毎日自然の産物の中で飲食をしている。

それぞれの持っている味の素晴らしさに感嘆している毎日である。春秋採れるキノコ類、蕗の薹、葉物類、夏を迎えると、キュウリ、トマト、ナス、ゴーヤ、インゲン、茗荷、蕗、秋になると桃、柿、栗、梨、芋類も沢山の種類がある。干し柿、りんご、数え上げたらきりがない程である。

旨い本当にうまい、焼き芋の美味しさを上回る菓子があるのを知らない。

自然なものがこれ程美味しいのに、人間が料理をする意味が分からない。

料理をする理由は食べ過ぎを防ぐために食べ物を「不味くするためである」と皮肉も言いたくなる。

「寿司」美味しいですね。これは切った魚を酢飯に乗せただけだ。ワサビ少々と醤油でこの上ない旨さだ。

我が家ではうまみ調味料や粉末だしの素は勿論自然に由来するもの以外食さなくなった。砂糖や油のような自然なものに手を加えて濃縮したものも美味しくないので食べない。

第一お米のご飯を食べる習慣がなくなった。ご飯を食べないとオカズがいらない。日常の出費も少なくなった。

オカズを食べないからか塩分も不足気味になるのか、時々塩っぱい梅漬けを食べたくなる。これもすべて「人体実験」の成果である。

ないない尽くし

何度も出てくることであるが、筆者のナイナイ尽くしを列挙して置きたい。

ご飯を食べない、おかずが要らない。ジュース、コーヒーなど缶やボトル入りの売っている飲み物は飲まない、頂いても何方かにあげる。

お茶の葉と水道水だけあれば良い。料理はしない方が美味しい。薬は全く服用しない。歯科眼科以外の病院には行かない。

冬の暖房は薪ストーブに屋敷続きの山林に生えている木をチェンソーで切り、手斧で割って乾燥したものを使用しているので灯油の使用が控えられる。これで私の日常を垣間観ることができただろうか。

田舎暮らしは工夫次第で豊かなものになる。

収穫物を差し上げる、また頂くことでお互いの交流と満足が得られる。これでは消費税が払いたくても払えない。子供や孫に援助することを別にすれば、家は有る、衣類はある、ネットを使えば街に出ないで欲しいものが明日には届く。

如何しても必要なものは新聞、電気代、通信費、醤油、塩、外食では寿司屋さんとイタリア料理店各1軒に休日よほど気が向いた時に行く程度だ。

これでは出費が少ないと思いませんか？　近代の自給自足は素晴らしい。

砂糖は麻薬

あなたの周りに『甘い物大好き』の人はいませんか？

「増量性、習慣性、潜伏性」とくれば正しく『麻薬』そのもの。「白砂糖は魔薬」と呼ばれる理由に御注目。

出典：『白砂糖は魔薬』

以上は抜粋です。

砂糖は麻薬。私も理解できる話である。砂糖を使った料理を不味く思う様になってから、今では全くといってよいほど砂糖から離れた食生活をしている。

しかし現在は寿司屋さんやそば屋さんの一部の店以外料理に砂糖を使用している。

この間、長野出張時それらしい名物信州信濃のそば屋を見つけた。盛り蕎麦を一口食べて驚いた、砂糖醤油じゃないか。これには呆れた。

とても食べられない、仕方なくテーブルにあった醤油を蕎麦にかけて食べた。

多くの方が、こんな甘い蕎麦ツユで美味しく蕎麦が食べられるのだろうか。

駅弁しかり、冠婚葬祭の飲食、ゴルフ場での昼食、どれも皆甘い。

昔もこんな味であったかなあ、と不思議な気分である。

私はスッカリ無糖派になったが、世の中の味は甘い方に横滑りしている様だ。

小豆を煮ている妻に、砂糖の入らないアンコにして下さいと言ったら、「砂糖の入らないのをアンコとは言わない」とのたまう。

「砂糖が入らないのは、煮小豆ではないですか」と切り返されてしまった。

ことほど左様に日本の料理に砂糖が溢れかえっている。日本中に「砂糖中毒患者」が溢れ返っている。

私なりに感じていることがある。

かつて「砂糖は美味しいもの、すべての料理を引き立てるもの」で、かつて「砂糖は高価」なものでもあった。

高価なものは美味しいものと多くの人はこんな錯覚に囚われていた。

知人曰く、砂糖ぐらい豊富に使えよ、そんなにケチをしたってお金なんか貯まらないよ。とこれが庶民の感覚である。

２０１７年３月に私が撮った写真の中に、ある週刊誌の記事が出てきた。以下のようなことが書いてある。

【冒頭に、砂糖断ちすると嗜好が変わると書きましたが、実は砂糖によって失っていた本来の味覚が取り戻せるのです。そして、ほんとうに体が要求するおいしいものをいただける様になります】

まさに砂糖は麻薬である。

私の見解を披瀝したい。

何故砂糖は麻薬的になるのか、砂糖は甘くて口に馴染みやすい。

安直に疲労回復効果をもたらす。

口に入れた砂糖は食道から消化器官へ入る、砂糖は純度の高い結晶であるから誠に効率よく血管に吸収される。

血液中に入った糖で高血糖が出現する。

驚いた脳はインスリンを急いで放出する。すると一時的に低血糖になる。低血糖は怖い、意識不明になるほどである。そこで体は糖を求める仕儀となる。砂糖は麻薬と言われる所以である。そうこうしている内に本当の糖尿病になってしまうかもしれない。

これは全くの素人である筆者が、僅かな経験と見聞をもとに感じたことである。

しかし全くの見当ちがいだろうか？

以上、「砂糖は麻薬である」の一席でした。


私は殊更砂糖断ちをした訳ではない。いつも自分で納得する美味しさを求めてきた。人がどんなに旨いといっても言葉に騙されずに、自分の舌を頼りにして、本当の旨さを追求してきた。せっかく食べるのに少しでもどこかに違和感があったら、旨くないと自分に言い聞かせてきた。

私は砂糖断ちで本当の料理の味を会得した、これは旨さを追求した結果なのだ。なお究極には食べ物の本当の旨さは、いわゆる料理をしないことに尽きる。

こんな結論にたどり着いた。

出来るだけシンプルに、素材の味、いわゆる料理人の否定だ。

年の瀬、久しぶりに味噌付けムスビにありついた。

ご飯を握って表面に自家製味噌を付けて焼いただけのものだ。美味しい！　これこそシンプル極まりないものだ。

このように「砂糖文化から離れない限り本当の食べ物の味は分からない」と私は確信する。

自然の全ての動物は素材そのものを喜んで食べている、美味しいのだろう。

私が若い頃、共同作業中仲間が蝮を捕獲した。蛇に触るのは気持ち悪くて、皮を剥くことが出来ない。すると先輩のIさんが、内臓をくれれば剥いてやるよと言った。

そしてIさん作業後その内臓を手の平に乗せて、飲んでしまった。美味いと一言。

ライオン始め肉食動物は獲物を捕まえると、五臓から先に平らげると言われる。

やはり美味いのだ。

人間はこの本来の旨さをどこかに忘れてきてしまった。代わりに料理を工夫して不味い料理を覚えた。

料理の達人

時々料理人の腕前が話題になる。週刊誌やTVで「誰それは料理の達人」の見出しで話題を集める。

しかし私は料理の達人とは、ただゴチャゴチャとウンチクを披露しながら結果『美味しくない食い物を披瀝するだけの人』だと思っている。

言い過ぎだろうか、でも私が美味しいものはシンプルなものばかりだ。

本来「料理の達人」とは、美味しい料理を作る人のはずである。

その基本にたてば「料理の達人は先ず妻をあげる」長年私の云うことを、念仏を聞く様に耳に入れてきた結果である。私の意を介して、妙な加工を加えなくなったからである。

私は何時も言う「俺は美味しいものが食べたい」それには素材に変な加工を加えないで欲しい。何も加えないで欲しい。切る、煮る、焼く、味は塩、醤油、酢、味噌以外はつけるな、掛けるな混ぜるな。大方のドレッシングは捨ててしまった（アスパラ用にマヨネーズがある）。これが我が家の旨い料理の調理法である。

以上の文章は筆者の考えを正確には表現できていないと思う。大まかな趣旨が理解して頂けただろうか。

砂糖に関して、以下の記事が配信されてきた。

【シンガポール時事】シンガポールのエドウィン・トン上級国務相は２０１９年10月10日、健康関連の会合で、砂糖含有量が「非常に多い」と判断された飲料商品広告を全面禁止する方針を表明した。糖尿病や健康増進対策の一環で、実現すれば世界初の厳格な取り組みとなる。地元紙ストレーツ・タイムズ（電子版）が伝えた。

保健省によると、糖尿病を抱える国民の比率は高所得国の中で最高水準に上り、糖分の過剰摂取の抑制が急務だ。砂糖の含有量が過度でなくても、多めの飲料については、パッケージ正面に「不健康」と警告するラベルの表示を義務付ける方針も打ち出した。

砂糖は麻薬に類似している面もあるので、シンガポールの決定は素晴らしいことだ。

以前同僚のT君は缶コーヒーや甘い飲み物が好きで、職場と言わず、運転中も頻繁に飲んでいるのを見た。早々と糖尿病になってリタイヤしてしまった。

多くの読者の皆さん、砂糖に犯される前に一刻も早く砂糖断ちして美味しい食事をして健康を増進していただきたいと切望する。

スペイン旅行と糞尿談

2016年6月友人夫妻とスペインに遊んだ。もちろんアジアとは異質な世界だった。ヨーロッパ各国、ロシア、トルコも訪問したけれども、スペインではこれとも異なる文化を垣間見た。スペインへの旅は飛行時間の長い事、モスクワまで11時間、モスクワで乗り換えてバルセロナまでの合計で家を出てからは36時間を要した。

帰路は多分20時間ほど要した記憶がある、その上時差がある。

ここで何を言いたいのか、答えは「くたびれた」こと。

航空機もエコノミーで窮屈、もちろん途中下車なし、ようやくスペインに辿り着いた。これが本音であった。体調も優れなかったのかも知れない。

旅行中のことは前に書いた拙著に譲る。なおスペインは魅力いっぱいの国であった。

いよいよ本論の「うんこ」にまつわる筆者得意のウンチクを繰り広げたい。

以下本著で、固形排泄物のことを何と呼称すれば良いのか、時にヒンシュクを買う覚悟がいる。気の小さい私は大きな決断をしなければならない。

スペイン旅行は新鮮な旅であった

国土が広い、人口は4千6百万人ほどで人口密度は日本の1／3・6ほどである。

大きな道路は交差点が全てロータリー。電柱がない、街が綺麗、空き店舗らしきものがない、乾燥の大地、作物は見た限りオリーブ、オレンジ、ヒマワリ、麦、ブドウ、トウモロコシの6種類だけである。

広い国土にも関わらず住居が分散していないで集落を形成している。

風車、アルハンブラ宮殿、建築を開始してから130年以上継続しているサグラダファミリヤ、ゴルドバのモスク、古代の水道橋、たっぷり見聞を広める事ができた。まさに異国を味わってきた。

夜はホテルに遅く着き、朝は早出をする。

食事は美味しく頂いてきたが慣れない食事で、食べ方やら何やら見当がつかない。

旅行中は気が張っていたせいか、元気で旅を終了する事ができた。

しかし、やはり80歳、後期高齢者にはオーバーワークの旅であった。

今回の旅は出入りを含めて8日、時差も結構負担になるものだ。やはり東南アジアの旅とは異質だ。

帰国してすぐから、旅行中疲労が重なったことの証明になった事態が発生した。

2～3日の旅では度々のことで、特には気にしていなかったけれども旅行中排便が無かった。

夜も遅くなっての帰宅。一夜明けて午前9時頃便意を催した。トイレに入り排便スタンバイ。便意は大いにあるのだが出ない。すると肛門近く、直腸の辺りに便が溜まってくる感覚を覚えた。ウォシュレットなので肛門に水をかけるのだが出そうで出ない。益々便が溜まってくる。指を入れて見ると、丸い団子のように感じる物がある。

直腸が破裂したら大変、ようやく1個出た。腹痛やら肛門付近の痛みやら泣きベソをかきながら奮闘していた。

その内1個、又1個と、時間を置きながら、ボチボチ出てきた。見ると表面が日常出る「うんこ」と違ってツルツルしていて簡単に崩れることのないような代物。

直腸の中は見えないが、フラスコの丸い部分に「小さめのミートボールがいっぱい詰まっている」と思えば間違いない。それにしても約1週間分のものが詰まっているわけだ。

ようやく全部出し切って、トイレを出たのは昼近くであった。

午後はぐったりして寝てしまった。

如何してこのような状態になったのか、自分なりに考えてみた。

先ほど書いたようにスペイン旅行は結構ハードあった、列挙してみたい。

私の住まいは群馬県の北の外れにあって、飛行機の搭乗時間に合わせるので、出立が早かった。

緊張故か前夜良く眠れなかった。家を出てスペインに到着するまでの時間が36時間にも及んで、しかも飛行機はエコノミークラスなので、疲れが違う。

帰路は20時間を要した。

機内では当然、食事、睡眠、運動ともに劣悪で疲労が加わった。

現地ではバスで、２０００㎞ほど行動した。

飲食、味はともかく、全く口にしたことのない食べ物の連続だった。

パスポート、財布の管理にいっときも油断が出来ない。

２０１６年6月といえば80歳、体力の衰えが大きいことを実感した。

以上の状況から、消化器官が負担に耐えきれず、日頃の順調な蠕動運動がうまく行かなくて排泄が出来なかったのだ。

仮に小さな団子状になったから良いようなものの、もし硬い棒状に繋がっていても大変だったろうし、おむすび状に大きな塊になっていたらもっと大変だった。

やはり体がベストを尽くして最悪状態を回避したのだろうと思う。

80歳の翁のハードであったスペイン旅行で「体はよく出来ている」ことを改めて知った。

「内臓疲労があっては順調に排泄ができない」とスペイン旅行で貴重な「人体実験」が出来た。

話変わって知人の奥様がある日、便秘がちなので「便が出るように、さつま芋をいっぱい食べてみた」けれども上手くいかないとこぼしていた。

私は「逆ですよ、消化器官はトコロテン押し出し機とは違います、節食して見て下さい。出来ることなら1日絶食してみたら如何ですか」と言って別れた。しかし絶食しなかったと思う。何方も食べることの誘惑には弱い。

排泄が上手くゆかない第一の原因は消化器官のオーバーワークだ。

「節食が健康維持の良薬である」とは私の座右の銘だ。

固形排出物

●名称について

「うんこ」かわいい、「くそ」粗野、「野糞」山賊的、「大便」教科書的、この他に大便を指す表現は無数にある。名称の数だけ固形排出物がＴＰＯで異なることを示している。

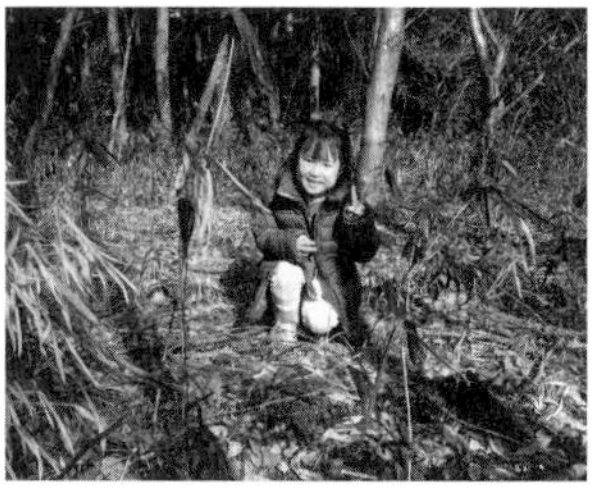

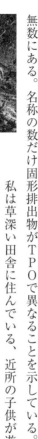

私は草深い田舎に住んでいる、近所の子供が遊びに来て、裏の林で落しものを見つけた。

カモシカ、狐、狸かは不明ながら、かなり大型の動物の貯め糞であった。彼らはどんな理由でため糞にするのだろうか。昨日の雨に打たれたのか、少し洗われていて、柿の種やら、アケビ等のタネがいっぱい見えた。

子供は「可愛い、持って帰りたい」と言うではないか、偏見のない子供が羨ましくなった。この子が大人になっても偏見なく見られるだろうか？

くそ、うんこ、大便、便、用足しに行く、ちょっと照れてあえて糞。と云う漢字を使う場合もある。気分が悪くなった場合は読まないで飛ばしていただきたい。

昔、火野葦平原作森繁久弥主演の『糞尿談』なる映画を鑑賞する機会を得た。私も糞尿については、この糞尿談に勝るとも劣らぬ見識を誇っている。新鮮な糞尿散布でりんご泥棒を追い払った経験がある。絶大な効果に驚いたものだ。

これほど無害で大きな効果を発揮する「うんこ」の評価が低いのは如何してか、筆者なら「うんこ」に星印5つを付ける。

「糞野郎」「糞ったれ」は相手を攻撃する態勢。「糞度胸」は蛮勇、馬鹿の例えか。「糞でも喰らへ」は相手を罵り返す言葉。「糞の役にも立たない」は無能な者に対して。「味噌も糞も一緒」は善悪、優劣を何もかも一緒にする。

戦後人糞は食糧生産に大いに貢献した。屎尿を引き取りに来る農家の人は時たま野菜などを置いていった。

こんな話もあった。汲み取りに際し甘トロイ匂いを嗅いで、ここのご主人も長くはないなあと、つぶやいた。それを聞いた家族が糖尿病を知り手当ての甲斐あって回復した。

享年93歳の父が自用を足せなくなってからのある日、嫁（筆者の妻）に曰く。下の世話をさせながら、汚くはないだろう。だって先ほどまで俺の腹の中に有ったものだ。

父はどのような思いでこの会話をしていたのかな。果たして私はこんな会話を嫁とできるだろうか。甘酸っぱい感傷に浸りながら、当時の父と妻のことを思う。

父の言「今まで俺の腹の中にあったうんこが汚いはずがない云々は言い得て妙である」。しかし現在の社会では、一度でも用を足した後、手洗いをしない場合離婚の理由にもなる程「うんこ」は嫌われ者だ。本当にそうだろうか、疑問が湧く。

「うんこ」にも正当な居場所が有るはずだ。あえて実名はあげないけれども、美人、不細工、高貴な方、貧乏人、富貴な人を問わず世界中の人が「うんこ」をしているのだ。

なんの不都合があり得ようか、堂々と議論のテーブルへ載せようではないか。

流石に筆者の人体実験でも「うんこ」を食べる訳にもいかないけれども、仮に胃の中で溶ける容器にうんこを詰めて飲み込んだ場合果たして障害が出るだろうか。

伝染病患者や医薬品でも服用している人のうんこは別にして障害は発生しないと思う。

ちなみに今朝のうんこも薄茶褐色をした可愛い形のバナナのようなものだった、とても毒を持っている悪人には見えなかった。

大便、糞、野糞、溜糞、乳児の便、下痢、羊や山羊のコロコロ糞、鳥の糞、糞の形状は人間を含め動物の数だけある。その上健康状態や何を食ったかによって表情はみな異なる。

経験を積んだ猟師は、糞を見ただけで動物の名前と脱糞の時期を判断できるという。

逃げたな、この糞今したばかりだ。獲物はまだこの辺りに居るはずだと判断する。

そういえば、幼子の母親、小児科医も糞を観ればこの子の健康状態がよく分かるという。

これほど重要な糞であるにもかかわらず尊敬されていない、むしろ冷ややかに扱われている。

私は大いにウンコに日の目を当てて、日頃の貢献に感謝の意を表したい。

因みに、しっかりした「うんこ」を目にしたら、どんな藪医者でも「これは赤痢」などという判断は下さない。健全な「うんこ」は皮をむいた〝黄ばんだバナナ〟のようなものである。


トイレに臭いセンサーをセットし「便のにおいで健康状態を把握へ京セラ、3年以内に実用化」（2020年4月1日　上毛新聞）こんな記事が目に入った。

我らが「うん子」はこれから健康維持のために益々脚光を浴びることだろう。

実力を発揮する日が近い。皆さん自分のうんこを観察しましょう。そして健康を維持しましょう。


「うん子」にまつわるさまざまの事に思いを巡らすとき、まことに興味が尽きない。面白い、誰からも文句も出ない、誰も苦笑をしながら幸せそうに微笑んでいる、しかし食事中は禁句だ。

でも愛する我が子の「うんこ」ならばちっとも苦にならない。不思議な物体である。

何はともあれ「臭い飯」だけは食べない様にしよう。

奥行きが深い。宇宙のようでもある。知っているようで知らない「うん子」一生涯仲良く付き合って欲しい、意地悪しないで欲しい、優しくしてね。そんな思いを込めてキーを打っている。

健康、不健康は自分のうんこを見れば見当がつく。

これ程に重要な物なのに地位が低い。如何してなのか。

お金にならない、溜め込んでも財産にならない、かなり扱いにくい、こんな処か。


私は以前養蚕に従事していた、毛は生えていないけれども蚕はまさしく毛虫である。

養蚕は昭和を代表する産業であった、我が家でも最盛期1トン収穫した年もある。

母方の兄弟は何人も製糸や繭の扱い業を営んでいた。毛虫を生計の糧にしていた事になる。

生糸はアメリカに輸出され、戦艦大和の建造費になったと聞いたこともある、女工哀話もある。

おこさま（お蚕様）と呼んで大切に飼育した。一方、白髪太夫（シラガダユウ。体毛が白くて疎らにはえている毛虫）も蚕とよく似た毛虫であるけれども、私でも掴むのには抵抗がある。


如何してお蚕は可愛くて、白髪太夫は毛嫌いをするのか。答えは唯一つお蚕はお金になるからである。ここで「うんこ」がお金になる場合を考えてみよう。

『うんこ1kgが100万円』になる、と聞けば「うんこ」を見ると皆目が輝いてくる、凄く好きになってしまうこと請け合いだ。

「うんこ」が可愛くて、可愛くて仕方がない程になる。同じものを見ても条件が異なると人はみっともない程考えが変わってしまう。

社会現象も同じだ「うんこ」を見て「お蚕」に見える人と、「白髪太夫」に見える人とが存在していて言い争いが絶えない。人間の感性などと高慢にしているけれども全くあてにならない。

ある時、体が不自由になった年寄りが子供達に下の世話をして貰う事になった。

すると子供達は何かと言い訳をする、譲り合いをする。

そこでお年寄りは考えた、お尻を1回拭いて呉れたら千円上げる事にした。

希望者が殺到した、お年寄りのお尻はキレイになった。その内お尻が擦りむけて赤肌になってしまった。


前出の野菜農家の話に戻るが、高校生の時下宿していた叔父の家に時々、大きな木の樽を5~6本リヤカーに積んで屎尿を収集にきていた。汲み取って頂けるだけでも有難いのに「有難う御座いました」と旬の野菜を置いていってくれた。

汲み取りさんも縄張りがあるらしく家族が大勢いて生産量の多いお宅を仲間に取られたと「糞害した」と云う話があった。

叔父の家は高台にあり農家との標高差は80mもある。今から66年前の昭和28年のこと、当時はリヤカーも人力だった。しかし野菜農家は夏でも冬でも苦労をいとわず、この価値ある物体を貰いにきていた。これ程の価値が屎尿にあった事になる。

臭い事など屁とも思わなかったのだ。

つくづく思う、人が感じる良し悪し好き嫌いが如何に当てにならないものかと。

皆さん恥ずかしながら好き嫌いまでも、金銭によって決定付けられているのが偽らざる実態である。

反論や如何に。


「うんこ」案外発音が柔らかいので〝意味が分からない日本語圏以外〟のお国の方々には好評かもしれませんね。「うんこ」って可愛らしいと感じると思う。

しかし、矢張り大方の諸君は〝うんこ〟をさげすむ筈だ。よく考えて頂きたい、〝うん子〟はそんなに悪い子なのでしょうか。

何か「うん子」に恨みでも有るのでしょうか。「うん子」は何も悪いことをしたわけでは無い、只々人が良くて、無害で、側にいて、うつむいて、ひっそりと、出しゃばらず、こんな優等生をどうして人々は邪険にするのか分からない。欠点といえばチョット臭くて扱い難いことだけである。

前にも提起したけれども、もし「うんこ」が1kg100万円になった時の人々の反応を見てみたい。多くの人は確固たる信念に基づいて物事を評価していない。『金色夜叉』のお宮と同じだ。

条件によって変わらない価値、絶対的な価値、絶対的な幸せ、こんな世迷い事を言っていた青春を懐かしんでいる自分が今ここにいる。

本当の価値はどこに有るのかを問う物語はこの辺で。

●トイレあれこれ

排便をする場所の名称も時代とともに変化する。厠、雪隠、便所、トイレ、WC、東司、化粧室、お手洗い、我が家の内便所は「かみちょうず」と呼んでいた。ある、ある、ある、ある、ある。こんな逸話もある、海外のお客さんが、『お手洗いは何処ですか』と聞いて来た。ところがトイレへ案内されてビックリした。

便所の名前を集めた『便所異名集覧』には1114の呼び名が収録されている。

固形排泄物と同様、便所の名称もこれほど数多くある、よほど排便に関しては人間どもが工夫に工夫を重ねてきたことがよく分かる。排泄物から逃げたいような、逃げることはできないようなジレンマにあるのだろう。

余談であるが、花の都と謳われたパリ社交界のことである、あの裾の広がったスカートとハイヒールについて聞いたことがある。

スカートは壺の上にしゃがんで排便する際その辺をカバーする為という。

また溜まった排泄物は窓から路上に捨てるので、道路を歩くのにハイヒールを必要とした。その昔パリでは部屋に便所がなかったのだろうか。

さらにはこの壺の世話をする下層階級が存在した。

筆者は昔中国を訪問して先ず困ったことは、トイレに行きたくなった時である。股間を摩ることも気が引けるし言葉は勿論だめ。以来必要に迫られて中国語をかじってみた。洗手間在ナール（シーショージエン、ザイナール＝お手洗いは何処ですか）を覚えてから、気分が楽になった。

糞尿に関係する諸々は語れば尽きせぬものである。京都旅行の際、お坊さんが使った昔々のトイレ「東福寺の百雪隠」を見学した。数え切れない厠が個々の仕切りなしに並んでいた。

一斉に使用している場面を想像してみた、文句なく気絶しそうである。排便の姿、音、匂い、息づかいまで隣の使用者と共有していた。『貴僧、その糞では赤痢の疑いがあるぞ』『あんた、昨日の宴席はどこだった、飲み過ぎたな』

こんな会話があったかどうか。

僧衣のお坊さんが、戒律のきつさをこぼしていたかも知れない。

そして近いもの同士で、政治、経済、文化、嫁、姑の話に花が咲いた、かどうか知る由もない。

「床屋談義」と同じように「厠談義」が有ったはず。

（注：寺の戒律で厠、食事中、入浴中に喋ることは禁）

確かに中国から伝来した文化に違いないと思った。

25年ほど前に訪中した時のトイレも同じで個々の仕切りがなかった。

中国人は割り切っていた、誰だって排便している。恥ずかしいなんて変だと。

インドでは政府がトイレの新設に懸命に取り組んでいるが、現在でも大方は野糞とのこと。

「野糞をする」のは気持ち良いですよ、と私も憚りながら証言する。

インドの民の気持ちがよく理解できる。

インドの民を蔑んではいけない。日本の田舎では、畑仕事や特に山仕事の折、催した場合付近にトイレがあるわけもなく、その辺で用を足さざるを得ない。いわゆる「野糞」だ。

こんな例え話もある「暗闇でクソを踏んだ」糞は何処にでも有った。

仕方がなかった、公衆便所は田舎にはなかった。

さらに現在でも「プールの水は尿の含有濃度を常に測っていて、一定の濃度を超えると水を追加する」のだと聞いたことがある。

皆さん自分だけと思って結構放水している。そして平気でモラル云々とはこれ如何に。

昭和35年頃までは、上野始発の上越線で列車のトイレが直下式だった、用を足しながら落し物が散らばっているのがよく見えた。

線路は性質上直線で近道となるので、乗車賃を惜しんで人々が歩いていた。

私も電車賃が惜しくて幾度か歩いた経験がある。

懐かしいことである、身近であった。今はどうだ、「くそ」を見ると親の仇に出会った有様となる。

人間の固形排泄物は呼び名を見ただけでも沢山ある、便所の名称もしかり。

余程人類はこの訳の分からない物体に良きにつけ、悪しきにつけ翻弄されてきた証拠である。

世の中広いものだ「株式会社うんこ」なんて云う会社も存在する。興味がある方はネットで検索してもらいたい。ふざけた会社かと思ったが、そうでもないらしい。

さらにある親子の会話を紹介する。

子供「うんこを食べてみたい」父「だめ」子供「なんでダメなの」父「不味いから」子供「お父さん食べたことあるの」父「ない」子供「食べたことがなくて如何して不味いと分かるの」子供は素直で探究心があって良いものですね。

子供のままで居たい私である。

●糞食

うんこはそれほど汚い（不潔）ものであろうか、昔洗濯機は勿論、水道などある訳もなく洗濯の水も豊富でなかった頃、母親は我が子のうんこを可也な量食べたと言われている。5男8女を設けた叔母はどれほど食べたことやら。

我が家ではツバメが5羽の雛をかえした。見ていると雛がお尻を外に向けて排便をして正にうんこが尻から離れて落ちる瞬間に親鳥が嘴でスッと捉えて勢いよく大空に飛んで行く。親鳥は決して汚いものとは感じていないと思う。

糞食と言うと奇異に感じるけれども、兎は食べたものを盲腸で発酵させ、軟便を作り消化吸収し易くして再度食べて完全吸収している。フンコロガシ、はご承知の通りである。

我が家では金魚を5匹飼っている、15年を超える長寿だ。水槽は約100L入り。藻が発生して金魚が見えなくなるので、年に4〜5回水を変える程度だ。

金魚はあの小さな水槽の中で餌を食べ、水を飲んで生きている。

当然5匹の出す糞も水槽内に放たれるから、口に入る筈である。

陸上では糞は別にあるので意図しない限り口には入らないけれども。人間が意図して口に入れたら（食べたら）如何なるのだろうか。果たして有害で病気になるのか。

糞は基本的に有害である筈がない、先程まで体内にあったものだ。水洗トイレの普及するまで糞は身近にあった。

昔ヨーロッパで国民の多くが犠牲になったと言われているコレラは、吐いた物や糞便から経口感染するものだ、現在もアジア、中近東、中南米その他衛生状態の悪い地域では感染者が絶えない。言い方を変えれば、糞便を食していることになる。

昔汲み取り便所で下を覗くと糞尿がいっぱい溜まっていて良く見ると動きがある。

更に観察をすると多数の蛆が蠢いていた。イエバエの幼虫と云う、何万匹の蛆の塊は壮観であった。これを見ただけで糞には生物に害を齎《もたら》すものでないと思う。

将来の食料確保のために昆虫食を研究している話を聞いた。イナゴや蜂の子は昆虫食で、南方では芋むしや、兜むしの幼虫を食している。更につい最近のニュースで「食用蚕」の育成が報じられた。

そういえば養蚕が盛んだった頃、幼子が蚕を食べて親に叱られた。

理由は「もったいない」からだった。時代は変わったものだ。

先の大戦中、蛆の食用化を研究していた。直接食べないで家畜の飼料として利用するのだ。

現在レンダリングプラント（乞う：ネット検索）で生産される家畜の飼料はかなり危ないものであると言われている。これに比して健康な蛆虫利用は理にかなっている。

昔鶏は放し飼いであった。ミミズや蛆を夢中で食べている姿が今も眼前に浮かぶけれども放し飼いの鶏の卵や肉を美味しく頂いていた。現在の怪しげな飼料に比べ健全この上もない。

レンダリングプラントで処理される家畜の死骸を蛆に食べさせることは出来ないだろうか、そして蛆を家畜の飼料にする。

また蛆について下記の記述が見つかった、化学薬品一辺倒の現代医療の危うさを再考するヒントになりそうだ。

ネットで「蛆、戦争、傷」で検索すると、左記のような複数の記載を見ることができる。

「ウジ虫」が負傷した兵士を救うために戦争地帯へ投入される見込み

【傷の手当や治療が不十分で不潔な包帯を放置された場合など、傷口にウジがわく場合があります。
ウジが膿や腐敗した部分を食べることで傷口が清潔になり、第一次世界大戦中、既に傷口にウジが発生した兵士の生存率が突出して高いことに注目が集まった。ウジは、正常な組織や生きている組織を食べることはない上に、殺菌効果のある分泌液を出しながら腐敗した細胞や壊死細胞のみを食べるので、感染症の予防効果があります。また、分泌液は肉芽細胞や毛細血管の再生を促進させる働きもあります】
出典：GIGAZINE　2019年1月11日20時00分

しかし先程の、親子の会話の子供の気持ちになって素直に「うんこ」を食べることを想定してみたい。先ずうんこには毒や悪い作用があるのだろうか、誰も食べたことがないので分からないのが実情である。私も糞食での人体実験を実行する勇気がない。

赤痢等の伝染病に罹患している、あるいは各種薬剤、ホルモン、医薬品を服用している人のものは除外することは当然であるが、自然人のものは、食べられるのではないだろうか。

人間が下（しも）のものと蔑んでいる「うんこ」だから、無条件にダメ印をつけているに過ぎないのではないだろうか、「うんこ」に無実の罪を着せている感が大いにある。

我々が珍重する鮎は、丸ごと食べるのが「通」と言われている。イナゴや各種の子魚も抵抗なく丸ごと食べている。秋の人気者サンマも「頭から尻尾」まで丸ごと食べるのが美味しいとされている。皆体内には「うんこ」を持っているのに。

更に「うんこ」が毒では無い証拠として、大きなニシキヘビは人や豚を丸ごと呑み込んでしまう。当然蛇は人間の「うんこ」を食しているのに害にならない。蛇や、青サギは獲物のうんこを食べているのに平気だ。

こうしてみると「うんこ」には毒物やバイキン等の有害なものが入っているとは考え難い。人間はいつ頃から、うんこに対してこれ程までに潔癖症になったのか。糞食の動物は数多いというのに。

人間には知恵がある、食品添加物の製造は得意だ。消臭剤、○○味の添加剤で立派な実用的な「うんこ」を主原料にした、高級食材が開発されるかもしれない。「賓客接待には欠かせない貴重なレシピ」にと夢は膨らむばかりだ。

第三章　【時事問題】

お金を掛けないから健康でいられる

自分の体で行う「人体実験」から分かってきたことは、「お金を掛けないと健康を得られる」「健康で居たいのならお金を掛けない」ことである。

一言で云うと口から入れる物を、出来るだけ少なくする。必要にして最小限にする。口に入れる回数も少なくする。

この事によって、健康が保たれる。筆者がそうしてきたから言える。

住まいは持ち家、病院には行かない、一切の薬やサプリメントは毒と思って飲まない。肉や魚は食べたくないので自宅では食べない。

自家菜園の野菜を眺めて、「美味しそうだなあ、お金がいらないなあ、新鮮だ、農薬も付いていない」とつい呟いてしまう。

庭にあるネギや蕗のとうは、味噌汁やうどんが出来てから採ってきて間に合うぞ、良いことづくめだなあ」と自分ながら感心しきり。

飲料は緑茶以外飲まない。したがって、飲み物は「水道水だけ」と徹底してしまった。

こんな生活をしていたら、コーヒー、紅茶さえ美味しくなくなって飲まなくなった。

高齢なので衣類もいっぱいあって購入しない。現在お金の使途と言えば、子供たちは自活できているので冠婚葬祭や休日に好物の寿司やイタリア料理を食べに出る、孫に時々小遣いを上げる。

年に精々2～3回の旅行、下手ゴルフ月1～2回、「プレー費があまりに安いので申し訳ないですね」とつい口に出てしまうほどだ。これではお金の使い道がない。

賢者の皆さん「ついお金を使いたくなる様な魅力ある何か」を提供していただいて、翁を喜ばせて欲しい。そんな贅沢な心境である。

国家もこんな高齢者からは消費税など取ることが出来ない。

友人が「君は即身仏に近い」と冷やかすしまつ。しかし私は決して否定しない、本当だから。

「人体実験」で美味いものを追求してきた結果がこんなに良い生活をもたらした。

高齢化社会になると、経済が不活性化するのがよく分かる。

しかし不活性化が悪い事なのか、無駄遣いが良い事なのか。経済は難しい。

コンビニオーナーに代表されるように寝る間も惜しんでガツガツ仕事をする様な生活から脱却して、ゆったりした健康で豊かな生活が出来る社会が良いと思うのは筆者だけではないと思う。

これからの社会は手厚い福祉を実現して、高齢者がお金を必要としないで生きられるようにする。

その代わり「死んで持ってゆけない財産」を高齢者課税（抵抗を感じさせない上手い名称をつける）でも新設して国家に回収しては如何だろうか。

我が国には全く使うことのない、眠っている現金は膨大にあるらしい。高齢者が安心して「浪費できるようにすれば」お金が回るのにとも思う。

動物の世界を覗いてみよう

育雛

若い頃（60年ほど前）雛を販売するために、何年か育雛をした。孵化したばかりの雛を名古屋の孵卵場から買い求めた。ハガキで到着日時が知らされる。

駅で受け取った60㎝真四角程の箱に１００羽入っていた。いつもヒヨヒヨという元気な雛の声が聞こえる。

自転車の荷台に積んで帰宅。縦１ｍ横２ｍくらいの手作りの木製育雛器に入れる。温度管理をしながら餌を与えて40日ほど飼育する。

この頃になると体毛も立派になって一人前、自然の中で生きて行ける。

この間観察すると、飼育器の温度が低くなると寄り集まってくる。さらに寒くなると重なり合ってしまって、最悪窒息または圧死ということになる。

飼育器の中で１００羽の雛がパラリと広がって気持ちよさそうに個々に佇んでいる、これが最適な環境だ。

水は給水器で飲めるようになっている。誰からも「こまめに水を飲みましょう」等の声はかからないが全員元気に成長してゆく。この場合雛は全て自分一人で生きているのである。

親はもちろん先輩すらいない、居るのは利益だけが目的の私だけなのだ。

何にも教えてもらえない、それでも元気に命を繋いでゆける。

これを見ただけでも、人間の浅知恵な健康に関するアドバイスは不要というのがよく分かる。

温度を適正に保って水と餌があれば、知識もアドバイスも得ないで成長してゆくのである。

海ではどうか。今年はサンマが不漁、イワシが不漁と言って騒ぐ年がある。また大量にとれて、値段が下がって漁師が泣く年もある。それは水温の上下によって魚が移動を繰り返しているのである。したがって漁場が移動する。人間社会のように定住していない、国境がない。

自分が気持ちのいい環境に移動する、ただそれだけの現象だ。

知識もなく、子育ての参考書さえない。親兄弟先輩の助言も全くない世界で生き抜いてゆく。放っておけば心配なく育つのである。

一般の動物の世界はどうか。我が家では猫や犬を飼った経験がある。犬は数匹飼った。横に張ったワイヤーで運動ができる状態ではあった。

犬も高齢になると体調不良の日が続くことが多くなる。気がつくと元気がなくうずくまって静かにしている。こんな状態が続いたある日息をしていないことに気付く。

猫は放し飼いなのでハッキリと分からないが、最後は行方不明になって生死が分からない。

象は死期が近づくと「人知れず、群れから離れて何処かへ消える」という。

どちらにしても死ぬに当たって苦しまないし騒ぐことなしに、静かに死出の旅に出る。

人間も動物には違いないのに、どうして人間だけが苦しむのか？

それは動物には病院、医療、投薬、抗がん剤の様な毒薬がないからである、と筆者は認識している。大いに強調したい。現代社会は医療やサプリメントの発達（発達かどうか不明だが）によって、命は無限に続くみたいな錯覚を持つに至った。

しかし命は高齢になれば必ず老衰死が待っているのだ。

人間も自然の動物と同じ環境に置かれ老衰死を迎えることができれば恐れるほどの苦痛はないと考えられる。

動物である人間も滅多に病気にならず、ほとんどの日々健康な状態が続く。当然不摂生などで体調不良になることもあるが、先ほどの犬の様に食べずにジッとうずくまっていれば、いずれ快方に向かう。しかし人間は知恵、工夫、周りからの情報が溢れているので、特に利害が優先する営業行為の宣伝、情報を受けると、どうしても放っておけない。あれを飲め、これを食べろ、と不要な処置をせざるを得なくなる。その結果容体を悪化させることになるのではないか。

いろんな医療行為をした結果快方に向かった様に見えても、無処置の方がさらに良かったかもしれないのである。

しかし結局、多くはいずれ快癒する。すると間違っていたことでも、これが正しかったとの認識を産む。世の中にはこの様なことが氾濫している。

但し伝染病、怪我、毒物の摂取は別である。

自動車の逆走事故を考える（2019年10月1日）

以下はU氏、A君そして私の3人が図らずも体験（人体実験）した記録である。

先輩のU氏はある日の午後2時頃、買い物をして自宅に帰る途中、国道17号の高速道路入り口に近いところで走行車線の反対側のガードレールに激突した。車は大破したが幸い人身事故にはならなかった。

昵懇《じっこん》の間なので事故について色々聞いてみた。会う前に耳に入った情報では、「車内に落ちていた物を拾おうとして運転を間違えた」と聞いていたのだが、事実は「ガードレールに衝突して気が付いた」のが本当とのこと。

そうだろうと思う。なぜなら衝突現場を見ると、自分の走行車線からいわゆる逆走の状態でかなりの距離を進んでからガードレールに衝突しているので「何かを拾おうとした」では矛盾を感じる。意識があればガードレールに衝突する前に気が付くはずだ。興味が湧いて来てさらに聞いてみた。

U氏「足が痛むので、病院の整形外科で治療を受け、昼食後処方された薬を服用した」と話してくれた。

私の経験から午後2時、眠気との関連も想像される、その上服用した薬の影響はないのか、大きな疑問が湧いて来た。

処方を見せて頂いた、「ロキソニン錠60㎎」と「ムコスタ錠100㎎」が処方されていた。

早速ネットで調べてみたら以下の通りの内容だった。

【前文省略：『ロキソニンSは、眠くなる成分（鎮静成分など）を含んでいません。※しかし個人差がありますので、中には眠気を感じる方がいらっしゃいます。』『ロキソニンSプレミアムには、鎮静成分としてアリルイソプロピルアセチル尿素が配合されておりますので、眠気等があらわれることがあります』そのため服用後、乗物または機械類の運転操作が禁止されています。個人差はありますが、念のため、当日中の運転はしないでください。】

この文章を読むと、個人差があるとは言いながら、乗り物または機械類の運転操作を禁止している。

この事件は病院の説明不足によって起きたと言えなくもない。

今回幸いにも人身事故は免れたけれども対向車線を車が走っていれば惨憺たる人身事故になったはずだ。

これに類似する薬の服用で発生した事故は全国で多発しているのではないだろうか。

今回の事故は氷山の一角ではないだろうか、疑問が湧いてきた。

今回U氏が意識不明の状態になった場合、単なる「高齢者の事故」として片付けられていた可能性がある。

誰でも食後1時間ほどは眠くなる、まして服用した2種類の薬の添付文書に眠気の可能性ありと記載している。さらには車の運転、機械操作の禁止も記載されている。

病院が患者に特別な注意喚起をしておくべきものである。

さらに驚くべきことに、添付文書には医師向けの詳しい内容が記されている。しかし此の文書にアクセスするためには、「医師か医師でないか」を聞いてくる。何で医師以外の人には検索させないのだろうか。不都合なことがあるのでしょうか。

私は医師であるにチェックを入れて、見る事が出来た。

ある評論家の言『医師向けの詳細の添付文書には不都合な副作用が記載されている。記載してないと違法になるからだ』
最終ユーザーは患者のはずなのに。

U氏は事故発生の場所から2㎞程しか離れていない店で買い物をしての帰路、車に乗ってちょっと走ったばかりの地点である。ごく短時間に一瞬無意識になったわけである。

服薬の影響が大いにあると考えざるを得ない。

さらに処方薬「ムコスタ錠」にも副作用が添付書類に記載されている、その一つに「眠気」とある。

今回のU氏の事故は「処方された2種の薬の服用が原因である」と私は確信した。

尚、今回の事故に接し私にも思い当たることがある。

私は現在薬を全く服用していないが、大病後今から9年前までは病院通いをしていた。いつも3～

4種類の薬を服用していた。

出社時そして帰宅時も10㎞ほど運転すると睡魔が襲うようになった。

その頃「食事を少なくすると眠くならない」ことを発見したのである。ちょうど服薬をやめた時期と減食を始めた時期が重なっていた。今までは減食で睡魔が襲わなくなったとばかり考えていたけれども、今回の事故を考慮すると「服薬をやめた」ことも大いに関係あると結論づけないわけにはゆかない。


U氏の事故と同じ様な事がかなり以前、私にもあったことを思い出した。

月夜野大橋を渡り終えて、名胡桃城址の手前で一瞬眠ってしまった。はっと気づくと左の窓ガラスの向こうで警官が声をかけた「どうしたのですか、あまりゆっくり走るので声をかけました」とのこと。なんとか言い繕ってハンドルを握り直したけれども、確かに一瞬眠ったのだった。


私は57歳の時、髄膜腫の手術を受けた。それ以降の診療記録を保存していた。

それによると、最後に通院したのが2011年10月5日で、処方箋を見るとロキソニン錠60㎎とムコスタ錠100㎎そしてレボフロキサシン錠100㎎とある。前出の「U氏の逆走事故」の文中で問題視した薬と全く同じ薬であった。

更に先日（２０１９年12月25日）、同僚のA君が１日休暇を取った。何かあったの？と聞くと、実は肩が痛くて整形外科病院へ行ってきた。

しかし変だ。昨日は夕方どうしたのか欠伸《あくび》ばかりしていて「妻から不審がられた」そして「今も眠たいような鬱陶しい気分なのだ」とのこと、私は直ぐに「薬のせい」だと直感した。

彼に薬を飲んでいるのと質問した。彼がケースから出して見せた薬はまさに「ロキソニン錠60㎎」と「ムコスタ錠１００㎎」だ。

しかしA君も既に64歳、自動車事故を起こした場合「高齢者の運転事故」で片付けられてしまうのだろう。

高齢者に限らず全ての事故は、事故の背景を詳細に調査しなければ、事故の本当の原因は究明できない。したがってより完全な事故防止策を見つける事が出来ない。

単に年齢だけに焦点を当てると本質を見誤る。

若いうちは、身体機能が劣化していないので食事を多く取っても、服薬をしても眠気に至ることなく体が充分処理できたが、高齢になると身体機能も劣化し、さらに服薬のチャンスが多くなる、服薬による眠気での自動車事故は潜在的に多いはずだ。

以下は一部重複気味になるが睡魔と服薬についてのまとめである。

「高齢者は全ての機能が次第に衰えて運転不適格の状態に近づく。その上高齢者は服薬している方が多いのも確かな事だ」

身体の衰え以外に服薬による眠気や意識の低下での事故は案外多い筈だ。

しかし現状は悲しい事にただ単に「高齢者」故の事故としてカウントされてしまう。

「事故については飲酒運転と同じく、服薬との関連を問題視しないといけない」

「眠気を催す薬剤の服用は法律上飲酒運転と同様な扱いをするべきだ」

運転の適性検査

75歳以上のドライバーは3年に一度、免許更新時に認知機能検査がある。しかし、3年に一度ではとても無理だ。1年に一度にしたら如何だろう。もちろん検査が認知症を確実に捉えられることが前提である。

事故と服薬に関し以下の判決
【高校生死傷事故87歳男性に無罪（2020年3月5日　上毛新聞社）】以下は抜粋。
前橋市でおととし、自転車の高校生2人が車にはねられ死傷した事故で過失運転致死傷の罪に問われた87歳の男性に対し、前橋地方裁判所は「薬の副作用で血圧が下がったことが事故の原因の可能性が高く、予見できなかった」などとして無罪を言い渡しました。

判決のあと、渡邉雅博弁護士は「裁判所が難しい判断をしたことに敬意を表したい。主たる原因は血圧の低下だったが、高齢者の方がさまざまな体調不良を抱えていてどのようなことが事故につながるかわからない。無罪判決となったが同じような悲劇を繰り返さないために今後どういうことができるのか考えてほしい」と話していました
5日の判決で前橋地方裁判所の國井恒志裁判長は「薬の副作用で血圧が下がったことが事故の原因の可能性が高い。被告は医学的な知識を持ち合わせておらず、事故の発生を予見できなかった」として無罪を言い渡しました。

判決が言い渡されたあと傍聴席から「人を殺して無罪なのか」などと声が上がりました。

これに対して裁判長は、「同じ悲劇を繰り返さないための無罪判決だ」と述べました。

『筆者がこの章で心配し主張してきた事がソックリ裁判で認識された』


こんな研究にも接した。『深い眠りの状態にあると、脳脊髄液の流入が増え、脳内の老廃物を洗い流していることが明らかになった』この血流の変化を可視化したとある。

ここで飽食時眠くなる理由について考えてみる。

眠くなるのは脳内の老廃物が増えることと関係がありそうだ。

脳が活動して老廃物が溜まる、疲れてくる、眠る、脳脊髄液が脳に大量に流入し老廃物を洗い流す。

飽食する、体の消化器官が食物の消化のために活動を開始する、消化器官に多量の血液が流入し、脳への流入が制限される、すると脳内に老廃物が蓄積する、眠くなる。

睡眠時は消化器やその他の臓器が休んでいる、したがって脳内に血液や脳脊髄液の流入が増えて老廃物を洗い流して脳を新鮮な状態に戻すので眠りから覚める。

何れにしても眠りと血流は関係が大いに有りそうだ。

小野田寛郎少尉の生き様と食生活そして医療

1922年生まれ、太平洋戦争でフィリピンのルバング島で転戦、敗戦を知らず30年間潜伏。著書『たった一人の30年戦争』51歳で帰還、日本国内では自分の働き場所がないとブラジルに渡り牧場を経営した。2014年没享年91歳。

長い苦難の人生であったがこの当時の91歳、短命どころか長命の部類である。

ちょっと想像がつき難い、食事一つ考えても想像しにくい。

小野田氏が生まれつき丈夫な体だったから、あるいはルバング島での食事と環境が長寿をもたらした。

そうであったとしても、この長命は何かを暗示している。

記者がある時小野田さんに「ルバング島にまた行ってみたいですか」と尋ねた。苦難の30年が蘇ったのだろう「ルバング島の砂1粒、木1本たりとも2度とみたくない」との返事が返ってきた。

このことから、何かにつけて偏食や規則正しい食事などなど諸説うるさい程であるが「小野田少尉はそのような甘っちょろい環境ではない過酷な状態であったのに、それでも健康で長寿が可能だった」小野田少尉が図らずも自分の体で行なった「人体実験」である。

以下、ルバング島での生活を想像してみた。

仲間がいない、新聞、テレビ、ラジオ、書籍もない、火を燃やせない（敵に発見され易い）。

何を食べていたのだろうか、果物、木の実、根菜、生で食せるものって何があるだろう。

動物は捕獲できたのか、貯蔵はと、疑問は尽きない。

穀物は手に入りにくいだけでなく生では食べられない。

植物以外には動物であるが、捕まえることはそう簡単ではない。

捕獲した動物の生肉を食べたのか？

冷蔵庫がないので食べきれないものの保存はどうしたのだ。

塩はどうしたのか、保存容器はあったのか。

自生する毒草や樹木毒の問題、日本にも食べると中毒を起こす植物がある、スイセンも毒だ、キノコは美味しいものがある反面毒キノコも数多い。ちょっと変なものを食べるとすぐ腹痛や下痢をする、死に至ることもある。蛇や肉食獣の危険も当然あった。

無人島に漂着した人との比較

船が難破して無人島で暮らした人の物語を読んだことがある。確かに苦難が待ち受けている。しかし小野田少尉の苦難とはレベルが違っていた筈である。

ルバング島で一番の問題、敵陣の只中にいることである。自分が生きている痕跡も残せない。夜間の就寝は殊の外怖い、一人だから見張りをつける事も出来ない。

火は禁物である、ここは敵陣なのだ。

キリンは完全草食動物、ライオンや豹に対しては逃げるしか方法がない。キリンは長い首で四方へ目と耳を使って警戒している。眠ることは致命傷になる。「1日5分の睡眠で済ませている」と文献にあった。

小野田少尉もキリン同様中々熟睡は出来なかったはずである。

小野田少尉が発見された時の写真を見ると、流石に余分な肉はなく痩せこけていた。そして眼光は鋭く、精悍な面持ちであった。安心が全くない生活の痕跡を確認した。

しかし人品卑しからずどんな高貴な人よりも神々しく見えた。

『ここで本論の趣旨である少食との関連を記述したい』

小野田少尉の30年間は一般常識の健康的な生活とは程遠い、よくぞ生きておられたと感嘆するばかりである。

しかし、これこそ我が意を得たりである。小野田少尉の健康で長命を見るとき、拙書で主張している脱常識の生活、すなわち医療に近寄らない、特に食事は常識、学説、宣伝にとらわれる事なく美味しいものだけを食することで健全な体が作られる。このことを小野田少尉は見事に証明してくれた。

巷でいう偏食とは、いうまでもなく、偏った食事のことである。

小野田少尉の日常では仮に偏食が悪いと分かっていても偏った食事以外無理だ。

前出のごとく命をつなぐ食べ物を得ることすら難しい中で、偏食にならない為に色々な食い物を手に入れることは不可能だ。

保存はどうしたのか、冷蔵庫のない食生活を考えればよく分かる。塩蔵といっても容器がいる、乾燥といっても岩にでも干したか？　魚は取れたのか。日本で貝塚があるように貝は取れたろう、生かしておけば鮮度が保てる。蛇や、トカゲは比較的手に入れ易い。衣服はどうした、伸びた頭髪やひげ、鼻毛、爪切り、孤独との戦い、何れにしてもこれでよくも健康を保持して生き延びたものだ。

食事に限らずこれ程豊かな日本に生活していて、偏食、規則正しく、サプリメントだ、小まめに水分補給をするようにと、医師やメーカーや学識経験者やらが尤もらしくウンチクを披瀝しているけれども。

人間はもっと自然な動物のありようで生きていて良いのだと思う。むしろその方が良い。

食事と言わず、口に入れる全てのものは、自然の摂理を信じて人工的なものを良しとせず、只ひたすら、美味しいもの、食いたいなあと思うものを摂っていることが健康な人生を送ることが出来る秘訣ではないだろうか。

小野田少尉の生涯を通じての人体実験はこれらの事を暗示してくれている。

農業と鎖国と高額関税と車の廃止

私の体験即ち人体実験によれば、世の中がこれ程の勢いでこのまま進歩していって良いものだろうかと危惧している。

高校卒業後10年間農業に従事した。

60年ほど前の話になるけれども、養蚕が主力で水稲、リンゴ栽培、ナメコや椎茸を作って収入を得ていた。もちろん野菜は購入することはなかった。そもそも野菜は買うものではなかった。百姓の典型的な形態であった。冬になると現金収入が欲しくて山仕事にも従事した。このころ迄が昔ながらの百姓の形態の零細農業で生活できた時代であった。

ところがその後ハイスピードで変化をして現在に至る。身の回りを振り返って、たかが60年前有った風景は様変わりした。

田舎のことで大きな店や工場はなかったけれども、小さな企業が軒を連ねていた。記憶にある内にちょっと街並みを再現してみたい。

我が家から坂道を下ること1・5㎞で国道に出る、右の角には村山足袋屋、道向こうには関餅屋、左の角が小物雑貨の松本屋、佐藤建材店、奥には山田材木店、続いて宮崎理容室、阿部建具店、小道を挟んで、川田屋鮮魚店、山崎理容店、河合自転車店、根津履物屋、真霜衣類店、福井屋旅館、石橋商店（現在セブン）、田中美容室、原沢うどん店、町田ブリキ屋、渡部金物店、渡部水道工事店。さらに国道の反対側には正吉鍛冶屋、堀江建築、田口洋服屋、上原履物店、桜井豆腐店、松原精肉店、小林菓子屋、松原桶屋、小林電気店、原澤畳店、佐藤瓦工場。奥まったところには、松原家畜商、新治製材所、山崎製材所、があった。現在残っているのはアンダーラインの7軒だけになった。

山崎理髪店を入ったところには細矢製材所、活性炭工場や、藤屋電気工事、新治公民館（この公民館は以前碓氷製糸三国組の繰糸工場で大勢の女工さんが働いていた、当時の組合長は私の祖父）。曲折を経て歌舞伎が上演出来るような舞台が作られた。

戦後は映画が上演され、旅役者が芝居をして大いに賑わった。また青年団の芝居も催され老若男女が集い、大勢の観客で2階席が落ちそうになって急遽支えの柱を建てたことも記憶にある。

上演された芝居の一場面、太夫の語りなど記憶にあることも多い。

舞台も本格的で、舞台に向かって左手に花道があって大向こうを張ったヒーローが突如現れ喝采を浴びていたのを覚えている。花道に接した席でいつも酔い潰れていた「マッサン」の顔も今は懐かしい。

私達も小学校六年生の学芸会で「奥州安宅が関」で弁慶が義経をなぶる場面を演じた記憶がある。もちろん弁慶や義経役は他の成績優秀なGやJ君だった。

わずか250mの道筋にこれ程の企業が並んでいた。

山の中の農家の若輩である私は勢いの良いこの商店街に来るたびに、何か圧倒される思いで緊張した。更に夜になって、若い者が酔っ払って啖呵を切っているのに出くわすと怖かった思い出がある。

年末年始のくじ引き大売り出しの時期には特別繁盛を極めた。

行ったことはなかったが銀座もこんなものかと思ったものだ。

この時の光景を思い描いて今ここに佇むとき、紛れもなく浦島太郎になってしまう。

手に職のある方々が生き残っているのみだ。

試作品を作り、見本や治工具を作りたい場合、対応出来るところがなくなった。何をするのにも不都合だ。近辺では欲しいものが全く手に入らなくなった。

この先もっと変化してゆくことだろう。さらにネット販売では、「夕方注文を入れると、明日手に入る」便利なことこの上もない。

しかし流通に携わる人々にしわ寄せが発生していないだろうか。これからは優しい社会を目指した方が良い。

郵便、その他すべての物品の配達に中1日の余裕を持たせれば、コストも下がる。

グッと優しい社会になるはずだ。もし急を要する場合は速達料金を追加すれば良い。更に翌日配達を法律で禁止したら如何だろうか。僅かな不便で社会的なコストがかなりダウンする事は目に見えている。

これからは鎖国の真似事を取り入れるか、車の便利さをかなり削いで行かないと、取り返しのつかないことになるだろう。

【勿論現実には、鎖国ができよう筈はない。又こんな便利な車を排除することは出来ない相談であることは百も承知であるが、この2つの問題を何らかの方法で制御する事なしには問題点が噴き出してくるのが目に見えている】

大きな声で訴える。諸悪の根源は車である。一番良いのは車を無くすこと。無理であれば車に各種制限をつけよう。または車の燃料に500％ほどの税をかける。かなり流通に負担がかかり、グローバル化を抑制できる。

本年は人類にとっては久しぶりの感染症、新型コロナウイルスのパンデミックを見た。

過去にペスト、コレラ、黄熱病、天然痘の流行もあったが、これほど広範囲に拡散しなかった。人類の活動のグローバル化の欠点だ。

地球を1／4程度の地域に分割してそれぞれ準鎖国を敷く、これも一案ではないだろうか。

食料自給率

日本の農業の不振が言われて久しい、そして食料自給率はこれこれで将来が心配だ、こんな話をよく聞く。

先日、友人が主張していた「F35とかの戦闘機を買う金があったら大型農業機械を農家に無償提供すれば良い」と。そもそもこの主張は「兵器の保有」VS「大型農業機械提供」はどちらが良いかと云う比較である。

そもそも兵器保有は他の予算とは性質が全く異なるものである。「兵器を持つ」VS「兵器を持たない」以外の議論にはなじまない。

又農業だけに大型補助をすることが理論上出来るだろうか。自由貿易上の問題も発生するし、他産業との兼ね合いは如何するのか。

反面何らかの方法を講じて農産物の価額が現在の2倍ほどになったら、一気に簡単に食料過剰な国になってしまうだろう。

農耕地の空き地は目に余るほどある、農産物の価値がぐんと上がればいくらでも増産が可能だ。

農産物がなぜ高くならないか？　輸入があるからである。

父が昭和初期のことを話してくれた。「大工の日当が棟梁で米4升、小僧は2升であった」と。

現在米の値段は60kg（4斗＝40升）2万円ほどである。すると棟梁の日当は2千円だ。

現在の米価が日当に比較して約10分の1になった訳である。食料品は長期保管が難しい必需品ゆえ、不足すれば幾らでも高くなり余ればただにもなる。

農家は弱肉強食の世界の真只中に位置しているのだ。大型農業機械の無償提供で解決出来るほど単純な問題ではない。

●農産物のブランド化

米1升が5千円でも喜んで買ってもらえるような高級品を提供できない限り解決方法はない（1億円もするマグロもある）。5千円と言っても通常価額の10倍である。ブランド品と云えば10倍の値段などは当たり前の数字だ。農産物もブランド化を目指さない限り労苦から脱せられない。

日本の農業生産のGDPの割合は全体の1・04%だ。

日本全国津々浦々に展開する農地を使っているのに、こんなものである。

低賃金国の農産物とは対抗できない条件にある。

先進国アメリカでさえ、低賃金国であると云う人もいる、ホームレスも大勢いる、さらに水道さえ無い人々がいる。アメリカも底辺の人の賃金は安い。その上移民の労働者を使って成り立っているからだ。

根本的に解決するには「農産物のブランド化」「運搬手段の制限」「鎖国」か「高額関税」である。

問いたい‥他に解決方法があるだろうか。

●一次産業の課題

我が国を俯瞰する時、山林が多いことに驚く。そして我が家から眺める山々も数十年前と比較して大きく高くなった。何故か、樹木が成長したからだ。

戦後伐採し尽くされた山林に植樹をした。当時木材も高値で売れた。水害防止などのキャンペーンもあって全国で植林をした。ところが木材が大きくなった今、外材に押されて自国の木材は大きくなるばかりだ。

遠国のブラジルの南洋材に太刀打ちできない始末。どうしたら国産材を世に出し山林を生かしていけるか？　外材に関税を課すことや、輸送用燃料を高騰させることに行き着く。一種の鎖国である。

再度訴えたい、農業そして一次産業は効率化すればする程、行き着く先は生産過剰である。あるいは効率化出来ない農家を切り捨てる以外に方法がない。低賃金国のコストを無視できるほどに生産性を上げなければいけないのである。一次産業こそ弱肉強食の最たるものだ。

食料品の破棄

最近盛んに食品ロスのことが問題視されている。いつもの癖で「本当にそうなのか」「なんで食料品だけ問題にするのか」こんな事が頭をよぎる。どうして「食品ロス」だけに注目が集まるのか。

昔から食料を粗末にするとバチが当たると言われてきた、罪悪感がつきまとっている。

しかしながら農産物の生産者の立場に立つと、無駄すなわち「ロス」を出してもらうほど有難いのだ。

我が家はリンゴ産地の只中にある。

贈答品などとして買う良品以外に、味は変わらないが僅かに傷がついたリンゴをかなり安く売ってくれる。その上傷があるものを山ほど下さる。傷物とて美味しさに変わりがないので正規品の足を引っ張る事になる。

本来ならば格外品は安値販売をせず、全て廃棄して価額維持をしないといけないのに、と思う。

最近国会で「食品ロス削減推進法」が成立したけれども、誰のための法律なのか?

ゴミの減量化ならば理解できるが、農産物の価額を下げることは確かだ。

どの業界も価額の維持に必死で取り組んでいる中に於いて、農家泣かせの法案に見えて仕方がない。

無益な廃棄をなくそうと云う掛け声が聞こえる。当たり前のことで誰もが納得する。

筆者も同感である。しかしこれらは全て農産物の価額を下げる要因になるのだ。

農産物の価額の維持やアップを通じて農家収入増を図ろうとするのであれば、無駄にすること、捨てる事を奨励しないといけない場合もある。

農産品こそ「需要と供給」の世界だ。特に貯蔵期間にも限りがあるので、不足気味でないと底知れず安くなる危険がある。時々話題になるのが、群馬県嬬恋村のキャベツだ。

大豊作の年がある。出荷経費をかけると赤字になってしまう。そこで農家は広大な畑のキャベツを大型トラクターで破棄処分とする。農家の無念さが分かる。


私の生活を見た場合、衣食住の衣料を取り上げると、高齢故か着ることのない衣料が山のようにある。しかし衣料は寒暖を防ぐための物である反面、身を飾る装飾の一面もあって、余っている衣服が必ずしも無益なわけでも無い。気分や好みもある、流行もある、流行は作り出すとも言われている。昔の背広がダサクも見える。メーカーは過去のものは陳腐化させて一刻も早く新しいものを売りたいのだ。断捨離などと云う、昔では発想もしなかったことも当然のごとく言われている。

衣料品店の人たちは口を揃えて、古い衣料は捨てて新しいものを買えと肩を叩く。

しかしそんな中にあって、食品に限って「食品ロス」は悪いことのように取り上げる。食品ロスを出す人は犯罪人のようだ。

農家の立場からすれば、何か理由をつけてどんどん捨ててもらった方が良い。不足すれば高価で売れるのだから。


農産物も衣服や装飾品、化粧品のようにブランド化によって値段の競争から離れないといけない。

現在、有名ブランド衣料の売れ残りが、年間15億着もあるとの報告がなされた（２０１９年12月6

日：日本経済新聞朝刊）ブランド衣料は製造品の40％の販売でペイできる。売れ残ってもブランド名を残しての値引きはしない。

食料を生産している農業者の立場に立つと、出来るだけ無駄に捨てて頂いて、さらに買って欲しいと思ってしまうのが偽らざるところではないだろうか。

ブランド品は磨きに磨いた製品を高価額で売っている。安売りは絶対にしないさせない。価額維持がブランドの生命である。

高価額であるからこそ求める人がいる。農産物も価額維持にもっと神経を使うべきだ。

食料品のロスを殊更に取り上げるのに、衣料品のロスを見逃す矛盾が大きい。

高級衣料品は安物の何10倍もする。ロンドンで起きた腕時計盗難の記事には被害額9千万円（1個の価額）とあった。食品ロスは大問題で衣料品ロスや高級腕時計は些細なことなのだろうか、高級衣料品や時計を作る経費はどれだけの金額になることか。

●日本農業新聞（2019年12月17日）

開けて驚き奈良県産いちご「1粒1・4万円の値がついた（1セット3品種×各36粒入りで150万円）」

農産物もこれ程でなくて良いが、超高級品指向でゆけたら豊かになれる。

また農地が狭い故に食料が不足する事態になった時には、畜産品の摂取を1〜2割減らすことで簡単に解決できる。牛肉を1kg生産するのには10kgの穀物が必要になる。

家畜由来の肉や乳を取らない、あるいは減らした食生活をすれば一挙に食糧生産量を増やすことが出来る。

肉や肉加工品、卵、乳や乳製品等の畜産品をごく僅かしか食べない私はその意思次第で食糧不足を簡単に解消出来ると考えている。

一方食品ロスの問題で、給食や食堂や旅館での食べ残しを取り上げているが、提供方法を変えない限り食品ロス問題は解決出来ない。

少食の人、大食の方、好き嫌い、体調の良し悪しなどを考慮せずに、一律に盛られたものを提供するのでは無理というものだ。

大食いの人に合わせたのでは、少食の人は食べきることはできない。

私は中学生の頃、正月の弁当は味噌つけ餅2枚だった。G君は8枚食べていた。

私には2枚以上食べられないし、G君は2枚では全く不足する。誰でも分かる話だ。

それにはバイキング方式で自分が欲するだけ器に取る方式にしない限り無理である。

下らない物

昔から、価値のないものを「下らないもの」と呼んでいるがこの語源は、「京の都は文化の発祥地で良いものは京から全国へ流れたが、価値の無いものは地方にまで下ってこなかったと云うことから、そう呼ばれた」（諸説あり）。

中央から下って来なかったので二流三流の文物でもそれなりに商売になって大勢の人が生活出来ていた。

ところが今は如何だ、流通経費が割安のため遠方から送られてくる。

私が蜂よけの網製の被り物をネットで注文したところ、しばらく経ってから届いた。見ると発送地は上海であった。驚きかつ呆れたことがある。

これではかなり頑張っても、ローカルな産業は消滅してしまう。

これ以上いわゆる合理化を求めないで、ゆっくり、ゆっくりの世の中を構築した方が返って幸せな社会になると思う。

近代文明の出現に化石燃料が果たした役割は極端に大きい。燃料が安すぎるのだ。この燃料価額を見直したら良い。税金をかけてその税収で今後必ず訪れる環境対策に供する。

車の燃料を高額にして、あまりにも安易に車を動かせないようにする。

かなり大人しい世の中になる筈だ。幾度でも言いたい、このまま車社会が続けば間違いなく、各種矛盾が噴出することは火を見るよりも明らかである。

ちなみに私の乗用車は9年と4ヶ月で20万㎞になった。約2万リットルのガソリンを消費した。自分ながら寒気がしてくる。地球環境のこと、いずれ枯渇する化石燃料のことを思う時、一大決心を持って近代文明のあだ花を摘み取らなければいけない。

別項で書くが、化石燃料から生まれるプラスチック問題も解決を迫られている。プラスチックが便利さに比較して安価すぎるのである。プラスチックの値段も現在の10倍以上にして、代替物の発掘を促したい。

これからは流通を阻害してグローバル化を修正し、小さな単位の地域で完結する社会を築いた方が良い。

行政もいっとき、合併を進めた。私の村でも合併の結果メインの市役所が所在する町以外は廃れてしまった。自分の村という感じはなくなり、遠い存在に変わり果ててしまった。

人の往来、物流が極端によくなってしまった為に、一極集中が極端に進んだ。これからも進むだろう。そして中央になればなるほど、ブラックホール化する。

国会議事堂、皇居、大学、研究機関、各省庁、外国公館、美術館、TV、企業の本社等々の存在が直接的間接的に地方から吸い上げる財はどれ程大きいか見当もつかない。東京の立派なビル群を見る度に東京のブラックホールがいかに大きいか、思い知らされる。

地方の人たちがその日暮らしで生きているだけなのに、東京を見ればどれ程の富が集まっているか想像すらできない。その東京ですら経済基盤を持たない大多数の人々はその日暮しに近い存在で生活をしている。東京の存在が悪いのではなく、吸引力があまりにも大きくなり過ぎた。

大なり小なり、どんな地域でも吸引力が働いて吸い取る地域と、吸い取られる地域に分けられてしまうのではないだろうか。

遅きに失したけれども吸引力を削がないと取り返しがつかない程の弊害が生じる。

古い時代「遷都」が行われていた。遷都も中央の吸引力を削ぐ当時の人の英知であったのかもしれない。

放っておけば益々ブラックホール化する。そしてブラックホールはやがてビッグバーンに移行する運命にある。それに加えて東海地震、富士山の噴火、何処かの国のミサイル着弾などの場合、一極集中して過密状態になった東京は耐えられるだろうか。その時はまさに地獄絵が展開される。

ブラックホール化を人為的に制御しないといけない。

私は「遷都、鎖国、自動車の制限」にこれからの理想的な社会のあり方のヒントがあると確信している。

更に本当に必要なものに使用する以外「化石燃料に超重課税をかけると良い」。

プラスチック公害、自動車事故、地球温暖化、その他諸々が即座に解決できるだろう。

無理と考える人は、私が高校を卒業した頃すなわち65年前を振り返ってみれば出来ない相談ではないことが良く分かるはずだ。65年前も皆さん毎日幸せに暮らしていた。

今田舎はもぬけの殻になってしまった。我が村も企業が瀕死の状態になり、働き口がなくなった。住居の移転は難儀ゆえにかなり遠方まで通勤をして糊口を凌いでいる。

現在既に徒歩または自転車で行ける範囲に勤め口や、買い物ができるお店が無くなった。高齢化社会になり、車の運転が出来ない人がもっと多くなるとまた問題が大きく複雑になる。

運転が出来ない人が少数なら良いが、多数になった場合、車がなくなったのと同じ状態になるのだ。原点に戻るけれども、車の取得、所有、使用する事などに大きな負担を背負わせて、車離れを促進させたらどうだろうか。車通勤よりも下宿の方がメリットがあるような施策、辺鄙な所に住居を持って遠隔地まで通勤、通学をしている方を対象に住居が新設できるほどの補助金制度を作って移転を促進して将来性のある新開地を開発する。別項で書いたが、スペインでは農村でも住宅が密集していて街を形成していた。

地域間に鎖国的な制度を設ける。これらのことによって社会がゆっくり進む。反論は山ほどあるのは承知の上で提言する。

鎖国考　紅葉狩り

往路：自宅～魚沼～奥只見～檜枝岐村～那須塩原～仙台（約５００㎞）
帰路：仙台～中禅寺湖～戦場ヶ原～金精峠～帰宅（約４３０㎞）

２０１９年11月1日、妻と奥只見方面に紅葉狩りと洒落込んだ。日本海側から太平洋側に横たわる山々の紅葉を一度堪能したいとかねてから考えていたことが実現できた。終点は仙台である。いつものように眠気防止のために朝食は取らず、お茶を一杯飲んでさらに空きボトルに詰めて7時出立。

ここで誤算があった、奥只見と奥只見湖の違いを考慮せずに馴染んでいた奥只見湖をナビに入力した。湖に出るには、長いトンネル通称シルバーラインを通過し、ようやくダムサイトに到着。トンネルの途中、これで良いのかと強い疑問が湧いたが、何が何でも湖に出る以外方法がなく、奥只見湖のダムサイトに到着した。こんな不便な所にも観光客が大勢見えていた。

ここから好奇心もあって、銀山平を経て檜枝岐村《ひのえまた》を通過するルートを選択した。北欧のフィヨルドにも似ている湖の突起をグルグルとハンドルさばきも忙しく移動した。時々車を止めて景色をカメラに収めた。晴天、最適な気候にも恵まれて移り変わる紅葉を堪能できた。

檜枝岐村は山間の狭い街並みであったけれども家の佇まいといい、人の表情といい結構裕福な地域に見えた。

これは私が住んでいる町のさびれかたとは違っていた。

わが町は、一級国道に面していて、新幹線の駅や高速道路のインターにも程近い、比較的便利な立地なのにさびれてしまった。これからもっと寂れるのではないだろうか。理由を考えた。

ここ桧枝岐村は「小さな集落なので大型の商業施設が成り立たない。又大きな町からは遠く離れていて人々が遠方まで行き難いために、ここだけで経済が成り立つ」からと結論付けた。一種の鎖国状態である、これは今後の過疎地域を考える上で参考にすべきだ。

続いて塩原温泉、ここも観光客が大勢来ていた。

狭くて不便な場所である。狭い場所、不便な場所が「過疎化を止めている」こんな皮肉な現象を垣間見た。接しなければ分からない、我が身を持っての人体実験に臨んできた。

平成の合併「人口減加速」（2019年11月7日　上毛新聞）さもありなんと変に感心した。

町村合併も一種の地域の壁を取り払うもので貿易自由化と同じようなものだ。鎖国とは対語になる。鎖国の反対語は開国である。町村合併や鎖国を解いて開国をする事によって、地域間に太いパイプが引かれて、弱いところから強い所へ文化も富も流れるストロー効果が生じるのは古今東西を問わないものだ。平成の大合併の結果「人口減加速」と云う結果をもたらした。

この結果を見て桧枝岐村の小さな幸せ感と比較して興味深かった。

このように平成の大合併で小さな町村は人口減に見舞われた。より大きなところが周囲から人と文物を吸収してしまうのだ。まさにブラックホールである。檜枝岐村のような辺鄙な小さな集落を見ることによって具体的に「鎖国を意識した」旅になった。

文明と車社会

何故このようになったのか。

文明は幸せをもたらすものになるのであろうか、車社会が何もかも変えてしまった。多くの職業を奪ってしまった。これは輸送手段の飛躍的発達によってもたらされた。車社会は考えようによれば諸悪の根源であると言えなくもない。

車の問題点を列挙する。まずは、あらゆる現象がグローバル化したことだ。車社会が到来する前は小ぢんまりした経済圏が存在していたので、国や県の縮図のように社会が構成されていて地域が小さいながらも独立国の如くで存在していた。

私の住んでいるのは、新潟県境の三国山の麓にある寒村である。これでも昔は遠方の経済の影響が及びにくいので多種多様な職業が盛んに活躍していた。

前出のような小さな街でも、これほど多くの企業が存在出来ていた。小さいながらも将来に希望を持って起業することが可能な世界がそこにあった。

家内労働にしても、あるいは2~3人雇用していた企業にしても、製造、仕入れ、販売、配達、保管、預貯金、借り入れと人々が相互に助け合って生きてゆけた。

美味しくない食堂であっても、住民は近場の店を使うしか方法がないので、それなりに生きてゆけた。弱肉でも存在出来た。

その結果雇用を生み、利益を蓄え、投資や教育も出来、地域に独自の文化も芽生え、温存できた。ところが今はどうだ、高齢の筆者でさえ旨いものを求めて20㎞でも30㎞でも遠方まで食べに行くのが平気になった。益々地場の産業は衰退し、挙句あまり美味しくない食堂さえなくなった。衣食住、すべてこんな有様である。

この結果力の強いものは益々大きくなり、条件の悪い能力のないものはあっと云う間にこの世から消え去る。文明が追い求めてきた、弱肉強食のない社会が音もなく崩壊してしまった。時が経つにしたがって、中央の支配する弱肉強食の世になってゆく。

一例を挙げると、「セブンイレブン」が日本に来た当時、夜の11時までも営業することに驚いたり呆れたりしたものだ。

ところが24時間営業に移行して長い。最近人手不足で方向が変わりつつあるが、こんな過酷とも言える営業形態でメリットが生じるのはセブン本体だけではないか。

オーナーや従業員が健康を害してしまっては本人はもとより社会の負担が増すばかりだ。照明だけでも勿体ない。

またセブン本体は、需要者の要望であるとのコメントをしているようだが、24時間でなくとも精々セブンイレブンの時間帯で運営しても大きな差し障りはでないではないか。

あるいは店を開けている1日の上限時間を16時間ほどにすることもできる。経営陣には法律で律するべきだ。

真夜中ぶっとおしの勤務が体に良いわけもない、オーナー夫婦は何時もすれ違い。負担が大きくて、体調維持が出来ない。そして病院通い、入院、公私ともに大きな費用が発生する、何れにしても国民が負担することになるマイナスは大きい。

友人にコンビニのオーナーがいる、真夜中の勤務はどうしてもオーナーが担当せざるを得ない。業務上必要があって深夜まで営業をしている人たちは残業代を含め、それなりに高額な報酬を得ている。自他共に認めていることである。

片やコンビニオーナーは、深夜労働に対して釣り合う報酬を得ているとは到底思えない。オーナーは身分を守るために汲々として、深夜でも働いている。

この組織は国民の豊かさと矛盾しているとしか考えられない。

来客の少ない深夜から明け方まで煌々と照明をつけ客を待つ店員の姿には空しい気分だ。憤りさえ覚える。

人々が健康や幸せを得ることが国の使命であり、義務なのに逆行している典型例を見る思いだ。

私は過去にコンビニは10回ほど利用しただけである。それもほとんど新聞や雑誌の購入だけだ。

更に棚に並んだ食品群を見ていると、全てプラスチックの重包装で覆われている。海に漂うプラスチック公害が胸に迫って来てしまう。

牛丼チェーンも同じだ、先日並盛り1杯378円と云う安価で食すことができた。あらゆる合理化によって提供できているのだろうが、これでは他の形態のお店は成り立たなくなる。日本から特色を持った店が生きてゆけなくなる。寿司の世界でも全く同一。

大都会ならばともかく地方からチェーン店以外の個性を持った寿司店が消える。

もし輸送手段に車を使用できないとしたら、とても現在の様にコンビニや牛丼、寿司のチェーン店は成り立たない。その反面、地方には個性的な素敵な店が発展できる。

さらに新型コロナの流行もグローバル化によって咲いたあだ花だ。

何度か提案してきた鎖国、車の制限、石油製品の超値上げ等によってグローバル化の進化を緩めないといけない時代に差し掛かった。

輸送コストが低ければ全国展開でき、運賃が高額であれば地場産業に留まるだろう。

仮に自動車が禁止されて、あるいは燃料が高額になって輸送経費をペイ出来なくなり、人力あるいは畜力だけの輸送となれば、かなりの僻村でも、種々雑多な仕事が必然的に発生して、豊かでは無いけれども、多くの住民が食べてゆける、互助の関係になる。

これほど豊かな社会になったのだから、これ以上の豊かさを求めず程々の暮らしで満足した方が良い。日本で「1%の人が99・9%以上の富を占める」こんな姿は良いことではない。

現代は大きな格差社会に徐々に近づいている。みんなで、もっと小さな地域で完結できる社会を目指すことを意識しよう。

そうしなければ小さな社会は貧困者の地域になってしまうだろう。

更に「鎖国」について

車を抑制的に使用することでも、一局集中の弊害を減少させて、全国津々浦々に文物を平均に行き渡らせる効果をもたらす筈である。

ここで昔の鎖国について考えてみた。

徳川時代鎖国制度を敷いた、しかし一部の港は解放して文物の出入りは継続した。最も危惧したことはキリシタンに影響されることだったのではないだろうか。キリスト教は当時十字軍を編成して、世界を股にかけてその影響を広めていた。そして傘下に収めた。わが国でもかなりの数の有力者がキリシタンの信者になった。

3年前に訪問したスペインでは、キリスト教対イスラムの長い戦いの後、十字軍が勝利を収め天下を手中にした。現存するコルドバ大聖堂はかつてのイスラムのモスクに手を加えたもので、否応無く戦乱の歴史を見せてくれる。

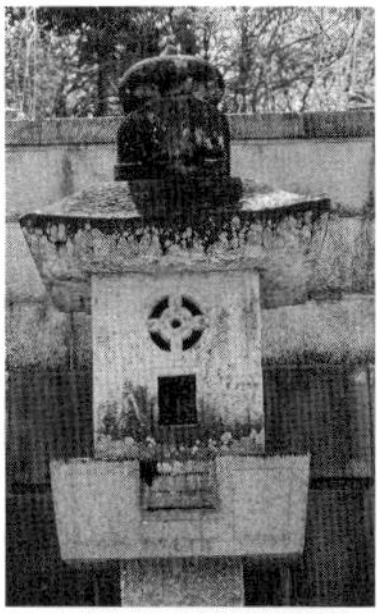

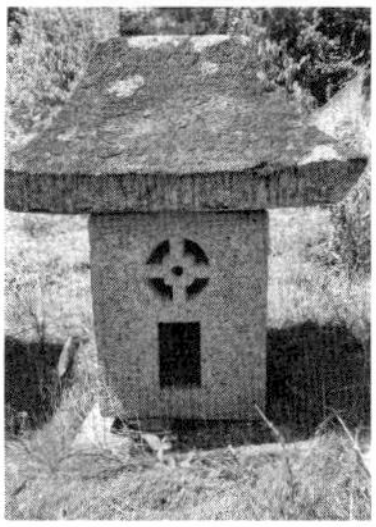

「モスクとは礼拝をする所」である。イスラムの人々にとって神聖なモスクをキリスト教の聖堂にされてしまった。我が国もこのような影響を恐れた筈である。

我が家の350年以上前の墓石（写真上）に

はキリシタンと関係あるかどうか分からないが十字をデザインしたような彫りものがある。この墓石は我が家で先祖様と敬ってきたものである。

時過ぎて最近、友人との話の中でキリスト教徒の存在を教えて貰った。

我が家から10㎞程のところの○○一族のことである。

その墓地を訪ねた。

そこには沢山の墓石が並んでいた、仏教では墓石に戒名が彫られるのだが、ここでは全て本名が彫られていた。驚くことに、写真（上）のように我が家の墓石と全く同じ彫り物があった。こんな辺鄙な所までキリシタンが浸透していたのだ。我が家もかつてクリスチャンだったのかも知れない。

鎖国をしなかった場合、キリシタンの影響を受け十字軍に蹂躙されどこかの植民地になっていたかもしれない。

明治新政権は旧政権の悪いところを国民に示したいので「鎖国は悪いものである」との立場をとってきた。

しかし本当に悪い事だったのか。いつものように、本当に鎖国は悪であっただろうかと疑問が膨らむ。

鎖国を敷いて、文物の交流を制限すれば、小さな地域が活気付いてくる事請け合いである。辺鄙な我が村の産物でも商品になろうと云うものである。

わずかな地域しか販売も仕入れも出来ないので大きな稼ぎは無理でも、圧倒的な力の差で排除されてしまう恐れも少ない。

結論を急ぎたい。現在の流通状況をこのまま放っておいたならば、大きな富を蓄えた少数の人対僅かな収入で生活する大多数のグループに分離されてしまうことは明白だ。

折しも今日（２０１９年11月４日）ＲＣＥＰ（東アジア地域包括的経済連携）でインドが強い難色を示した。

インドは貿易赤字が大きく関税を引き下げることは自国の産業にダメージを受けることを懸念したためだ。

このことは、国対国では貿易であるが、国内の地域間であっても根は同じである。国全体の富を増加させる為には、弱肉強食で全て放任が良いが、人々の幸せにとってベターかどうか難しい。

小さな単位毎に所謂鎖国状態を加味して成長スピードを抑えて「富を全国の小さな地域単位毎に分散する」知恵で大多数の国民がほどほどの豊かさが得られると思う。

放任経済の最後に行き着くところは、極めて少数の人に富が集中する事になる。

もちろん鎖国には多くの問題点がある、これは叡智を持って解決をすることになる。

ここでは鎖国を純粋に研究、検討することを提案したい。

「鎖国の功罪を学問的に研究」するべきだ。

このままでは、環境問題、富の偏在、そこから必然的に起こる争い（戦争）で地球は滅んでしまう。

車社会に象徴される様に、近代文明は引き返すことの出来ないまでに人間を引き込んでしまった。

『ハーメルンの笛吹き男』の物語を思い出した。笛吹き男にこの文明を大きな暗闇の洞窟へ押し込められてしまうのではないだろうか。今人類はその扉の前に立っている。この物語のネズミと人間がラップしてしまう。

この考えは紅葉狩りで訪れた檜枝岐村を見たことによって確信に変わった。「これも人体実験である」。

右記で述べたように、小さな町の衰退を止める事は交通や人の往来をし難くする施策を行う事だ。便利になればなるほど、地方の過疎化が避けられない。

過疎化した地域ほど人材が真っ先に出て行ってしまう。収入を得る手段なし、楽しい語らいも無理、美味しい料理店なし。これでは人材を引き止める手段もなくなる。小さな地域で完結できる鎖国のような仕組みを考えたい。

最後の人体実験は臨終である

露と落ち　露と消えにし　我が身かな　浪速のことも　夢のまた夢
これは豊臣秀吉の辞世の句である（実際は後世の人の作と言われている）。

場所とスケールが異なるが筆者の気持ちと重なる。

英雄の来し方を彷彿と感じさせる表現力に感心している。

無念とも、夢が叶ったとも、嬉しい、悲しい、虚しい、混じり合った世界。

人生１００年の時代を迎えている、25年区切りでは第三コーナーは75歳だ。

筆者82歳はまさに最終ラウンド。人体実験も終盤に差し掛かった。

これからの人生は如何なるのか全く分からない。意識して理想とする最期を作り上げてゆきたい。

誰にでも等しく訪れるものだが、その姿は千差万別である。

筆者は、即身仏を理想としている。但し信仰によることなく自身の意思によってその姿を実現したい。

宗教的な信仰心に帰依するような終末は望まない。酔っ払って、または麻酔に掛かった状態でこの世を去りたくはない。

自分の体での人体実験を重ねながら死の瞬間まで客観的に自分を見つめていたい。

終章 【人体実験】

「私の養生訓」

「私の養生訓　その1」
働こう、働くことが第一だ　　少食守って、働こう
少食ならば下痢や便秘も他人事　　臭いオナラも出やしない
肉や、魚はちょっぴり食べる　　サプリや添加（物）は危険だぞ
薬は飲むな、注射は止そう　　健康診断、病気を作る
たばこのむ人肩身が狭い　　時間のかかる自殺だよ
自然に在るもの、そのまま食おう　　空腹ならば、なんでも美味い
頭は使え、減らないよ　　減らないばかりか、能力アップ
焼酎は滋養強壮うまさ抜群　　酔えばこの世はパラダイス
これが私の養生訓、体は軽く財布は自然に重くなる

「私の養生訓その2」
おお寒い、嬉しいね
大雪だ、嬉しい、嬉しい嬉しいね
暑いねー、こんな時にも嬉しいね

腹へった、こんな時こそ嬉しいね
くたびれた、それでも私は嬉しいね
明日は長距離運転だ、嬉しいね
今日はゴルフだ雨降りだ、嬉しいねえー
金がない、嬉しいね、悩んでみても始まらない
なんでも嬉しい、嬉しいよ
言葉は魔術師、気分が変わる
言えば何だか、その気になるよ！
不思議だね、言ってみようよ損はない
嬉しい、嬉しい、嬉しいね
あなたは、何だか気乗り薄
騙され気分で言ってみな、嬉しい嬉しい嬉しいと
これが俺等の養生訓

「私の養生訓その3」
寒いねと言われて嬉しいと言い
暑いねと言われて嬉しいと言い

いつも誤解とひんしゅくを買う
これが私の心意気
疲れたね、と言われて嬉しいと言い
腹へったねと言われて、嬉しいと言い
いつも誤解とひんしゅくを買う
これが私の起爆剤
歳とったね、と言われて嬉しいと言い
何がなんでも嬉しいと言う
いつも誤解とひんしゅくを買う
言葉はマジック気分が変わる
「これが私の養生訓」
2018年盛夏　大塩　俊

あとがき

出版を通じて自らの思いを展開し、読者がどのような反応をするのか大いに楽しみである。

徒然草の一節

「ひとり、ともしびのもとに文をひろげて、見ぬ世の人を友とするぞ、こよなう慰むわざなる」(第13段)知らない人にこそ読んで頂きたい。

書物に限らず、絵画を始め、歌でもスポーツでもすべての人間の行為は見る人があってこその喜びなのだ。

拙書に目を通して、良し悪しは別として読者の心を少しでも動せたかどうか。少しでも心を動かすことができたとすれば望外の幸せである。

書を出版すると云うことは不特定の方が読むことになる。その光景を思いながら筆を進めてゆくと、今まで意識していなかったことが沢山見えてくる。

そして考えや理論が整理され、発展することに気がついた。

末筆になりましたが、担当編集の森谷様、大勢のスタッフの皆様方のお力添えによって本書が上梓出来ました。心から感謝を致します。

令和元年12月30日

大塩　俊

本書の内容は健康の増進を保証するものではありません。
また、特定の企業の商品を推奨・非推奨する趣旨ではありません。
個人の判断で健康づくりに取り組んでいただくことを推奨いたします。

自分《じぶん》のカラダで人体実験《じんたいじっけん》

2020年8月6日　第1刷発行

著　者　　大塩　俊
発行人　　久保田貴幸

発行元　　株式会社 幻冬舎メディアコンサルティング
　　　　　〒151-0051　東京都渋谷区千駄ヶ谷4-9-7
　　　　　電話　03-5411-6440（編集）

発売元　　株式会社 幻冬舎
　　　　　〒151-0051　東京都渋谷区千駄ヶ谷4-9-7
　　　　　電話　03-5411-6222（営業）

印刷・製本　シナジーコミュニケーションズ株式会社
装　丁　　三浦文我

検印廃止

Printed in Japan
ISBN 978-4-344-92904-3　C0095
幻冬舎メディアコンサルティングＨＰ
http://www.gentosha-mc.com/